U0484830

国际经典骨科学译著

Periprosthetic Fractures of the Hip and Knee
Surgical Techniques and Tips

髋关节与膝关节假体周围骨折

原著 [美] Frank A. Liporace
     [美] Richard S. Yoon

主译 郝立波

中国科学技术出版社
·北京·

图书在版编目（CIP）数据

髋关节与膝关节假体周围骨折 / (美) 弗兰克·A.利珀斯（Frank A.Liporace），(美) 理查德·S.尹（Richard S. Yoon）原著；郝立波译. — 北京:中国科学技术出版社, 2019.8

ISBN 978-7-5046-8325-0

Ⅰ.①髋… Ⅱ.①弗…②理…③郝… Ⅲ.①髋关节—假体—骨折②膝关节—假体—骨折 Ⅳ.①R683.42

中国版本图书馆CIP数据核字(2019)第155534号

著作权合同登记号：01-2019-4589

Translation from the English language edition: *Periprosthetic Fractures of the Hip and Knee:Surgical Techniques and Tips*
edited by Frank A. Liporace and Richard S. Yoon
Copyright © Springer Nature Switzerland AG 2019
This edition has been translated and published under licence from Springer Nature Switzerland AG.
All rights reserved.

Springer Nature Switzerland AG takes no responsibility and shall not be made liable for the accuracy of the translation.

策划编辑	焦健姿　王久红
责任编辑	黄维佳
装帧设计	佳木水轩
责任校对	龚利霞
责任印制	李晓霖

出　　版	中国科学技术出版社
发　　行	中国科学技术出版社有限公司发行部
地　　址	北京市海淀区中关村南大街16号
邮　　编	100081
发行电话	010-62173865
传　　真	010-62179148
网　　址	http://www.cspbooks.com.cn
开　　本	889mm×1194mm 1/16
字　　数	208千字
印　　张	10
版　　次	2019年8月第1版
印　　次	2019年8月第1次印刷
印　　刷	北京威远印刷有限公司
书　　号	ISBN 978-7-5046-8325-0 / R·2423
定　　价	128.00元

（凡购买本社图书，如有缺页、倒页、脱页者，本社发行部负责调换）

Translators List
译者名单

主　审　陈继营　李众利
主　译　郝立波
副主译　张　卓　李志锐
译　者（以姓氏笔画为序）
　　　　　马海洋　付　君　刘　侃　李　睿　李志锐
　　　　　吴　鹏　张　卓　郝立波

Abstract
内容提要

　　本书是引进自德国 Springer 出版社的一部关节外科学著作，共分三部分。第一部分为概论，详细介绍了假体周围骨折的发生率、危险因素、分型、检查和查体、诊断，以及假体周围骨折合并感染的诊断。第二、第三部分则分别对髋关节假体周围骨折（包括髋臼假体周围骨折及股骨假体周围骨折）、假体间骨折和膝关节假体周围骨折进行了深入阐释，展示了相应的诊断、分型和手术治疗方法。

　　本书内容全面、深入、贴近临床，图片丰富、清晰、一目了然，是一部颇具实用性的临床参考书，可供广大关节外科医师、骨科医师阅读参考。

Foreword by Translators
译者前言

　　假体周围骨折是一种相对少见的并发症，但是随着关节置换数量的增多及人口老龄化的影响，假体周围骨折的绝对数量却在缓慢增加，现在临床上常会见到假体周围骨折。

　　由于存在假体，所以会涉及关节外科和创伤外科两个领域，加上骨折患者通常年龄大、骨质不佳，因此这类骨折无论对关节外科医生还是创伤骨科医生来说都是严峻的挑战，而且能够同时精通两方面治疗原则和技巧的医生更是相对较少。如不能正确治疗这类骨折，可能会给患者造成极为严重的不良后果。

　　目前专门介绍假体周围骨折的著作还比较少。本书针对这一严重的关节置换并发症，对假体周围骨折的各个方面进行了简明、全面的介绍，对骨折的分类合理、明确。尤其令人印象深刻的是，本书对各类骨折（由经验丰富的医生通过具体病例介绍骨折类型、术前准备、手术技巧、术中陷阱及术后处理）做了细致介绍。这对临床一线医生是非常有帮助的。

　　感谢中国科学技术出版社焦健姿编辑对我们的信任，将本书的翻译工作交由我们完成。感谢我们翻译组成员为本书的翻译工作所做的努力。在翻译过程中，各位成员本着认真负责的态度，力求准确表述著者原意，同时尽量符合中文阅读习惯。另外，还要感谢陈继营教授、李众利教授为审校本书的辛苦付出。

　　任何翻译工作，即使译者自己感觉很满意，也不可避免地会留有疏漏和欠妥之处，希望读者在阅读过程中发现问题时不吝指出，以便我们能够获得学习和提高的机会，进一步提高自身水平。

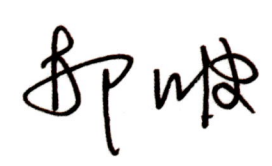

Foreword by Authors
原著前言

进入 21 世纪，全髋关节置换和全膝关节置换的数量呈指数形式持续增长。这种数量增长是患者寿命延长，以及技术进步使关节置换可用于相对更年轻患者这两个方面联合作用的结果。但不可避免的是，假体周围骨折等并发症数量随之增多。

这一特定领域中，随着假体周围骨折外科技术和研究的不断进展，治疗复杂损伤的成功率也在不断提高，但对于年老体弱病人群的复杂骨折，我们仍有许多需要进一步探索的地方。满意的临床疗效不仅包括确保骨折愈合，还包括能够早期活动，避免并发症和死亡，尽可能使患者恢复至伤前的功能状态。

编写本书的初衷是为读者提供有关髋关节与膝关节假体周围复杂骨折的治疗要点、技巧和参考工具，甚至直接为手术台上的术者提供借鉴。本书由那些经常治疗假体周围骨折的同事们精心撰写，其中还提供了他们的思考过程和临床常见病例，以及他们治疗这些病例的最佳方法。总之，在手术室提供立取即用的帮助以提高我们治疗患者的水平，这才是本书最重要的目的。

Frank A. Liporace

Richard S. Yoon

Contents
目　录

Part 1　术前准备
Before the Surgery

第1章　假体周围骨折概论
General Consideration and Workup of Periprosthetic Fractures ………… 003
一、诊断研究 ……………………………………………………………………………… 004
二、分型 …………………………………………………………………………………… 005
三、评估和诊断 …………………………………………………………………………… 009
四、检查 …………………………………………………………………………………… 010

Part 2　髋关节假体周围骨折
Periprosthetic Fractures About the Hip

第2章　髋臼假体周围骨折的处理
Management of Periprosthetic Acetabular Fractures ………………………… 023
一、术中髋臼骨折 ………………………………………………………………………… 024
二、后柱无移位的术中髋臼骨折 ………………………………………………………… 024
三、后柱移位骨折 ………………………………………………………………………… 025
四、经Kocher-Langenbeck入路联合切开复位内固定和全髋关节置换术处理髋臼骨折 … 025
五、经前入路联合切开复位内固定和全髋关节置换术处理髋臼骨折 ………………… 028
六、联合切开复位内固定和全髋关节置换术治疗假体周围骨折的结果 ……………… 034
七、要点 …………………………………………………………………………………… 034

第3章　髋臼假体周围骨折：假体松动的处理
Periprosthetic Fractures About the Acetabulum: Management of the Loose Component …… 037
一、发病率 ………………………………………………………………………………… 038
二、病因学 ………………………………………………………………………………… 038

三、诊断 ··· 039

四、分型系统 ··· 040

五、治疗 ··· 043

六、结果 ··· 047

七、并发症 ··· 047

八、结论 ··· 049

第4章 假体稳定的髋关节置换假体周围骨折
Periprosthetic Fractures Around Total Hip Arthroplasty with a Stable Component ······ 053

一、术后Vancouver AG型骨折：大转子假体周围骨折 ························· 054

二、术后Vancouver B₁型骨折：骨折位于股骨假体水平同时假体稳定 ··········· 057

三、术后Vancouver C型骨折：骨折位置低于股骨假体的水平 ·················· 062

第5章 全髋关节置换术后假体松动的股骨假体周围骨折
Periprosthetic Femur Fractures Around Total Hip Arthroplasty with a Loose Component ······ 071

一、患者评估 ·· 072

二、手术治疗 ·· 076

三、结论 ··· 090

Part 3 假体间骨折、内植物间骨折和膝关节假体周围骨折
Interprosthetic, Interimplant and Periprosthetic Fractures About the Knee

第6章 假体间骨折的固定：获得稳定和愈合
Interprosthetic Fracture Fixation: Achieving Stability and Union ······························ 099

一、股骨的假体间骨折 ·· 099

二、病例介绍 ·· 101

三、要点、技巧和需避免的陷阱 ·· 105

四、作者的治疗方案选择和关键信息 ·· 105

第7章 股骨假体稳定的膝关节假体周围骨折
Periprosthetic Fractures Around Total Knee Arthroplasty with a Stable Femoral Component ······ 109

一、分型 ··· 110

二、治疗选择 ·· 111

三、用传统钢板切开复位内固定 ……………………………………………… 112

四、锁定钢板 …………………………………………………………………… 113

五、髓内钉固定 ………………………………………………………………… 115

六、人工全膝关节翻修术（又称肿瘤假体或股骨远端置换）………………… 116

七、病例展示 …………………………………………………………………… 118

八、要点、技巧和需避免的陷阱 ……………………………………………… 120

九、总结 ………………………………………………………………………… 126

第8章　股骨假体松动的膝关节假体周围骨折处理
Management of Periprosthetic Fractures Around a Total Knee Arthroplasty with a Loose Femoral Component ………………………………………………… 131

一、骨折分型 …………………………………………………………………… 132

二、患者评估 …………………………………………………………………… 132

三、手术处理 …………………………………………………………………… 132

四、结论 ………………………………………………………………………… 137

第9章　胫骨假体松动和稳定的膝关节假体周围骨折
Periprosthetic Fractures Around a Total Knee Arthroplasty with a Stable and Loose Tibial Component ……………………………………………………………… 141

一、发生率和危险因素 ………………………………………………………… 141

二、胫骨假体周围骨折的分类和一般处理原则 ……………………………… 142

三、作者的治疗方案选择 ……………………………………………………… 145

四、总结 ………………………………………………………………………… 150

Part 1

术前准备

Before the Surgery

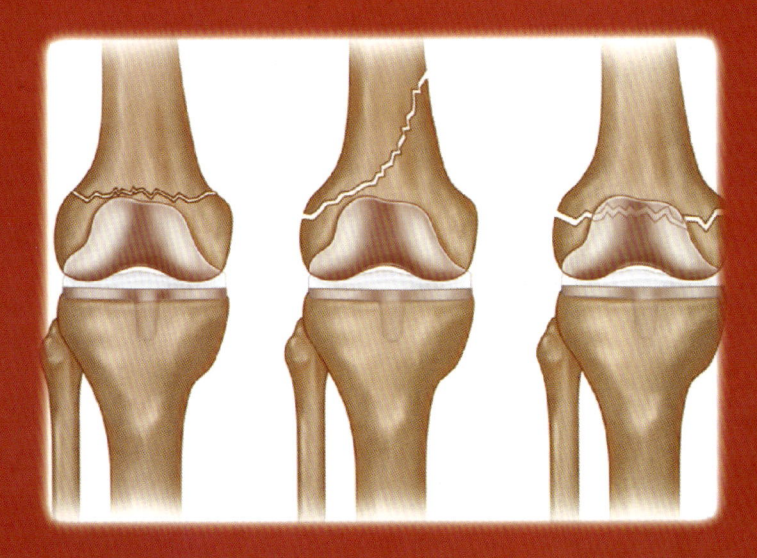

第1章

General Consideration and Workup of Periprosthetic Fractures
假体周围骨折概论

Matthew A. Frank, Hassan R. Mir，著
吴　鹏，付　君，郝立波，译

假体周围骨折是指发生在人工关节假体或骨科植入物周围或邻近的骨折。目前，术后5年内假体周围骨折的发生率在全髋关节置换术（total hip arthroplasty，THA）中为0.8%～1.1%，在全膝关节置换术（total knee arthroplasty，TKA）中为0.5%～1.1%，而且这一数据还在不断增加[1-5]。随着THA手术适应证的扩大，越来越多的假体被植入到更年轻或更老的患者体内。TKA数量也在增加[3, 6]。在美国乃至世界范围内，即使接受初次和翻修关节置换手术的人越来越多，但假体周围骨折的发生率却始终维持在一个相对稳定的比例（4.2%～7.4%）[1]。然而随着人类预期寿命的延长和关节置换数量的增多，假体周围骨折总数量也在增加。假体周围骨折与患病率和死亡率密切相关[7, 8]。最新文献显示，股骨假体周围骨折术后1年死亡率为6%，而患者的年龄及术式可能是影响死亡的危险因素[7-9]，而80%的死亡发生在假体周围骨折后的3个月内[10]。假体周围骨折有多种治疗选择，包括非手术治疗及手术治疗，手术治疗有钢板固定或髓内钉固定、钉板联合固定（nail/plate combination，NPC）及关节翻修术[11]。

大多数假体周围骨折都是由低能量损伤或者跌倒伤导致的[12]。而且，下肢假体

周围骨折经常发生在围术期内，这是本书的重点；而上肢假体周围骨折则多发生于术中[13]。发生假体周围骨折的常见危险因素有年龄、长期使用激素、骨质疏松症、类风湿关节炎及 Paget 病，这些危险因素均会影响宿主骨的质量和机械强度。非骨水泥假体、假体位置不良、骨溶解、感染性或无菌性松动以及骨皮质应力集中同样会引起假体周围骨折[14, 15]。除此之外，全身因素如女性、合并较多的基础疾病、较高的麻醉风险（American society of Anesthesiologists physical status classification system，ASA）分级评分，也都会增加发生假体周围骨折的风险[15]。一些研究表明，股骨假体周围骨折患者中骨量减低的发病率高（38%～59%）[16, 17]。术前的骨密度检查或皮质骨厚度指数有助于鉴别可能有此并发症风险的患者。对这些患者，应制定各种预防策略，如抗骨质疏松治疗或者预防跌倒。假体松动也是一个公认的危险因素。Lindahl 等在其研究中发现 70% 的假体周围骨折存在假体松动，因此他们认为松动是发生假体周围骨折最常见的原因[12]。相比之下，更多的最新研究却显示只有不到 20% 的假体周围骨折病例存在无菌性松动[17]。由于大部分骨折发生在老年人群中，因此内科并发症发生率高。Deyo-Charlson 指数 ≥ 2 和 ASA 评分为 3 或 4 是初次 THA 术后发生假体周围骨折的独立风险因素（风险提高 1.5～2.5 倍），但这些因素并不意味着预后不良[15, 17]。研究表明假体固定的类型也是假体周围骨折的一个影响因素。具体来说，Foster 等发现，非骨水泥半髋置换较骨水泥半髋置换的股骨假体周围骨折发生危险显著增加，但这一点在后来的研究中未被证实[17, 18]。

历史上股骨假体周围骨折的治疗失败率高，并发症多，疗效差。这类骨折被认为是导致老年患者罹患并发症的主要原因之一。具体来说，多项研究表明年龄＞85 岁意味着术后功能差，日常生活能力丧失显著以及死亡风险明显增加[19, 20]。一项纳入 336 例髋部骨折患者接受社区行走康复治疗的研究中，40% 的患者需要额外的辅助，12% 的患者成为室内活动者，8% 的患者无法行走[21]。年龄＞85 岁是预测活动能力下降且成为室内活动者的一个独立危险因素。一项纳入 338 例髋部骨折患者接受手术治疗的类似研究中，年龄＞85 岁是预测不能恢复日常生活能力的唯一因素。另外，许多年龄＞85 岁的患者失去活动能力 1 年之后，仍只能生活在专业的护理机构内[21, 22]。年龄＞85 岁也是预测死亡的重要因素。Ruder 等报道，85 岁以上的骨折患者 1 年内死亡率为 27%，而 85 岁以下的骨折患者 1 年内死亡率为 18%。对本组患者分析显示，股骨远端假体周围骨折与髋部骨折 1 年死亡率差别不大[22]。很明显，假体周围骨折在高危人群中患病率和死亡率均很高，尤其是 80—90 岁年龄组。

一、诊断研究

通常情况下，假体周围骨折的存在是不言自明的。典型表现为急性疼痛后伴发活动受限，常发生在外伤后，比如跌倒。偶尔会隐匿起病，尤其是存在骨量减少或骨溶解的基础疾病时。临床上早期发现这些隐匿的情况有助于避免灾难性的后果。通常一旦怀疑存在这些情况，应立即拍关节的前后位及侧位 X 线片。此外，还应拍关节相邻骨的全长 X 线片。应仔细观察假体周围骨质的情况，以便发现一些细微的假体松动、骨溶解、应力遮挡、骨量减少和力线对位异常。假体置换后可能导致负荷重新分配，应力绕过股骨近端皮质直接通过金属柄传导到股骨远端，这种应力遮挡会导致机械负荷低的区域出现骨萎缩。另一方面，当前普遍认为 THA 术后假体周围骨溶解是由磨损颗粒或固定髋臼杯的骨水泥引起的慢性炎性反应导致的[23]。如果可能的话，对比骨折前的系列 X 线片有助于发现存在假体松动或下沉的证据。术前 X 线检查有助于了解骨溶解程度、骨皮质变薄／侵蚀程度，是否存在骨缺损、骨水泥壳的情况（如能显影）、假体远端基座的形成。

确定股骨柄假体固定良好也同样重要，一般可以通过点焊接现象、远端固定假体引起的近端应力遮挡以及近端骨重塑来判断。术中骨折可通过音调突变或破裂声以及扩髓或最终假体压配过程中阻力的改变来识别。当骨折发生时，术中透视或拍摄平片是关键。电子计算机断层（computed tomography，CT）扫描，尤其是二维或三维重建序列，对了解骨量非常有用。随着越来越多精准方法用于评估骨皮质厚度，术前 CT 扫描变得更加有意义[24]。去金属伪影的 CT 扫描进一步提高了测量的精准度[24]。

二、分型

任何有效的分型系统都应该是可重复的，且应该建立一套可有效交流的术语体系，用以描述骨折的本质——位置和严重程度以及预后和合理的治疗方式。最初用于评定假体周围骨折的分类系统主要基于骨折的部位。文献引用最早的分类之一是 Parrish 和 Jones 在 1964 年提出的，在 9 个患者中，以骨折部位为基准（股骨近端、中段及远端）将患者分为 4 组[25]。大量反复使用这个初步分型系统后，发现基于骨折部位的分类系统，不能对最佳的治疗方案提供必要的指导，也不能确定是否需要翻修股骨假体。这种分类系统也存在不统一和难以重复的缺点[26, 27]。假体周围骨折的治疗决策取决于以下 5 个重要的因素：骨折位置、假体和骨折的稳定性、宿主骨的骨量、患者的生理情况和年龄及医生的经验，应基于上述 5 个因素制定治疗流程。之前众多的假体周围骨折分类系统，包括诸如 Tower 和 Beals[28]、Johasson 等[29]、Bethea 等[30]、Cooke 和 Newman[31]、Roffman 和 Mendes[32] 等分型，均是根据骨折的位置进行分类（除了最后一个）。Duncan 和 Masri[33] 提出的 Vancouver 分型综合了 3 个最重要的因素，即骨折部位、假体的稳定性以及假体周围骨质和骨量的情况，该分型能够帮助外科医生制定有效的治疗方案（表 1–1）。该分型系统已被证明是可靠且有效的[34]。虽然 Vancouver 分型因其可重复性被广泛接受，但也有一些固有的弱点。例如，B_1 型和 C 型骨折的治疗方案是一样的，虽然极远端的 C 型骨折常采取逆行交锁髓内钉固定，但是近端的 C 型骨折却需要钢板固定。同样的，B_2 型和 B_3 型骨折的治疗也类似，即需要翻修假体柄，同时可能需要肿瘤假体或额外的远端固定。在假体松动的情况下，周围骨质通常被吸收，这会增加手术失败的风险。这类病例的骨折类似于病理性骨折，一般来说，如果要实现骨折愈合，治疗病理性骨折必须同时处理基础疾病和骨折。因此，继发于假体松动的骨折通常需要翻修假体。另一方面，外伤导致的假体稳定的骨折，则需要按照其他骨折相同的原则进行治疗。治疗方法的选择主要取决于假体是否稳定，其次是骨折的部位，这类骨折的其他方面内容还有更详细的文献报道[35-37]。

表 1–1 假体周围骨折 Vancouver 分型

类 型	骨折部位及特征
AG 型	大转子骨折
AL 型	小转子骨折
B_1 型	骨折位于假体柄周围或刚好在其远端，假体稳定
B_2 型	骨折位于假体柄周围或刚好在其远端，假体松动
B_3 型	骨折位于假体柄周围或刚好在其远端，假体松动且合并重度骨缺损
C 型	假体柄远端的骨折

另一个比较新的分型——Baba 分型（图 1–1），采用全新的概念，即假体设计类型与骨折部位的关系来预测假体的稳定性；骨折分为两种类型——非骨水泥型和骨水泥型，每种类型又分为两个亚型[38]。直观地说，该分型加入了假体的固定方法，并通过固定方法与骨折位置的关系预测假体的稳定性。一项研究结果显示，基于外伤时拍摄的 X 线片所做的 Vancouver 分型与实际手术结果的一致性为

77%～81%[39-41]。这个一致性结果并不像人们所期望得那么高。另一方面，Baba 分型的一致性很高，已报道的一致性高达 95%[38]。因此，不管选用哪种分型，术中对假体稳定性的确认被认为是金标准，也是提高治疗效果最重要的因素[42, 43]。

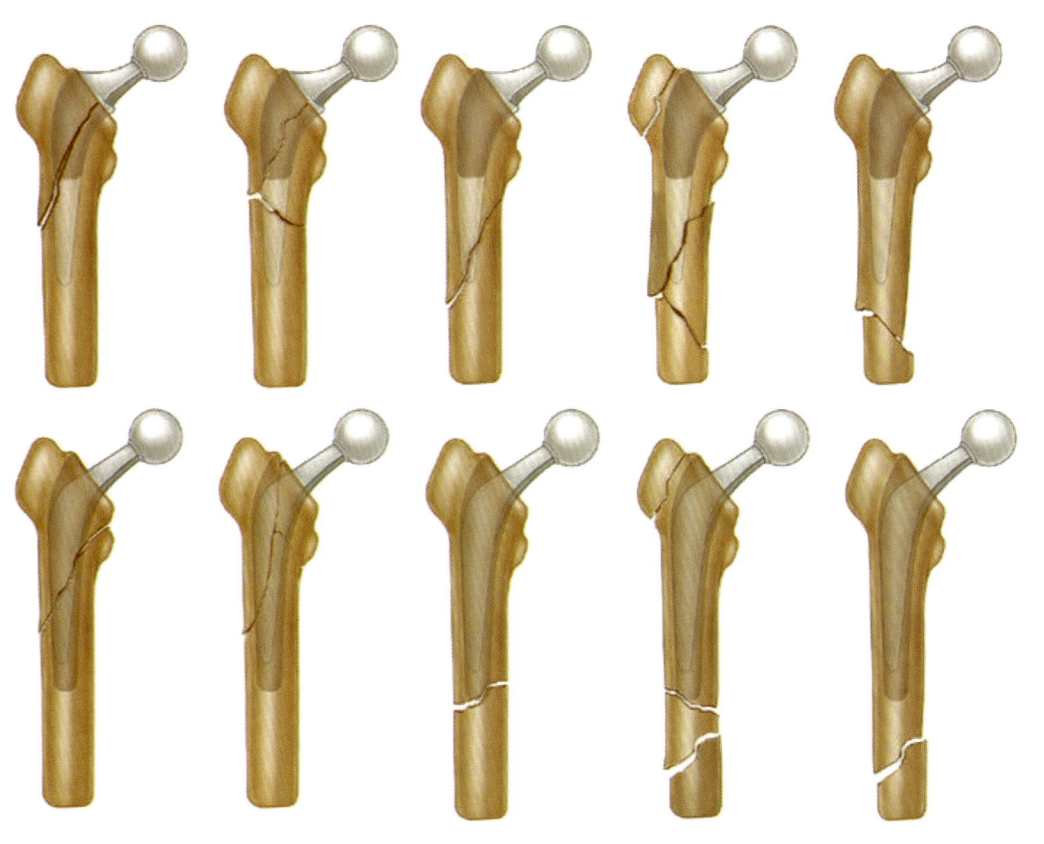

▲ 图 1-1　Baba 分型
（引自 Baba 等[38]，经 Springer 许可）

Miller 于 1972 年首次描述了 THA 的髋臼骨折[44]，介绍了 9 例髋关节置换术后坐耻骨骨折的病例，包括 5 例 Ring 非骨水泥臼杯和 4 例 McKee 水泥臼杯[44, 45]。对非骨水泥髋臼翻修术后髋臼内壁应力性骨折也进行了描述。老年女性患者在过量活动后出现急性疼痛症状应该高度怀疑骨折的风险，因为这可能是骨盆连续性中段的先兆[46]。Berry 等报道，髋臼翻修术中髋臼周围骨折合并骨盆不连续发生率为 0.9%[47]，其相关因素可能是外伤和骨溶解。因此术前诊断骨盆不连续非常重要，以便充分准备术中所用的内植入物和固定装置[48-50]。Berry 等[47] 回顾性分析了 27 例（来自 31 个全髋关节翻修）骨盆不连续的患者，在文中作者描述了骨盆不连续的诊断要点，包括：骨盆前后位 X 线片上所见的任何骨折，同时伴有骨盆下部分相对于上部分的旋转或移位。然而，由于内植入物或金属假体的存在，有时很难识别骨折线。Judet 位 X 线片对此会有帮助，在闭孔斜位和髂骨斜位 X 线片上可以看见前后柱的骨折线。但仍有少数患者在术前无法被诊断为骨盆不连续，这就需要术者在术中查明是否存在骨盆不连续。在进行有大量髋臼骨缺损的髋关节翻修手术时，最好是按照可能遇见骨盆不连续做术前准备，以便出现骨盆不连续时能妥善处理。另外，Peterson 和 Lewallen 分型将这些骨折进一步分为放射学和临床上假体稳定的 I 型以及不稳定的 II 型，尽管临床实用性不大[49]。

对于 TKA 术后的假体周围骨折，达成共识的分型还比较少。Rorabeck 分型强调膝关节假体的稳定性和骨折的移位（图 1-2）[51, 52]。AO/OTA 分型系统的关注点在于股骨远端的骨折位置和骨折的复杂程度[53]。骨科医生处理该类骨折与股骨近端骨折原则相同。最常见的骨折类型是 Rorabeck II 型骨折，即假体稳定的股骨远端移位性骨折[52, 54, 55]。

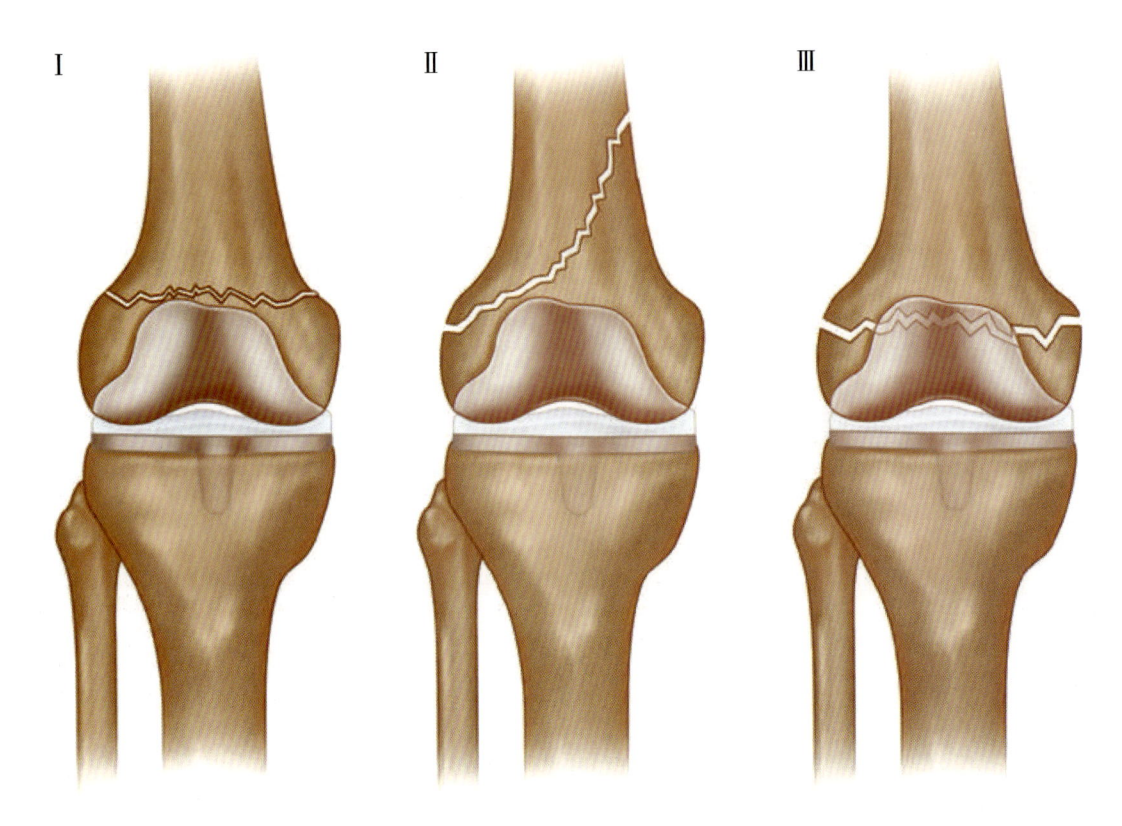

▲ 图 1-2　Lewis 和 Rorabeck 分型
I 型 . 稳定，无移位，骨 - 假体界面完整；II 型 . 骨折移位但骨 - 假体界面完整；III 型 . 假体松动或失败，无论骨折移位与否

在胫骨侧方面，1997 年首次提出的 Felix 分型基于三个因素：骨折部位、假体的稳定性、骨折的时机（发生在术中还是术后）（图 1-3）[56]。

髌骨骨折的流行病学术后发生率为 0.3%～5.4%（有报道高达 21%），其危险因素包括大的中央柱型髌骨假体，髌骨置换过程中髌骨截骨过多；外侧松解破坏了髌骨血供；对线不良；热坏死（继发于骨水泥放热反应）；股骨假体位置过度屈曲。胫骨假体周围骨折的 Goldberg 分型可用于指导治疗：I 型，骨折不累及骨水泥 / 假体或伸膝装置；Ⅱ型，骨折累及骨水泥/假体和（或）伸膝装置；ⅢA型：髌骨下极骨折伴髌韧带断裂；ⅢB型，髌骨下极骨折不伴髌韧带断裂；Ⅳ型，骨折伴脱位[57]。

不管采取哪种分型，现有的假体结构、骨折的特点以及宿主骨的条件，都是制定有效计划时必须着重考虑的因素。假体间骨折的新分型将在后面的章节中讨论。

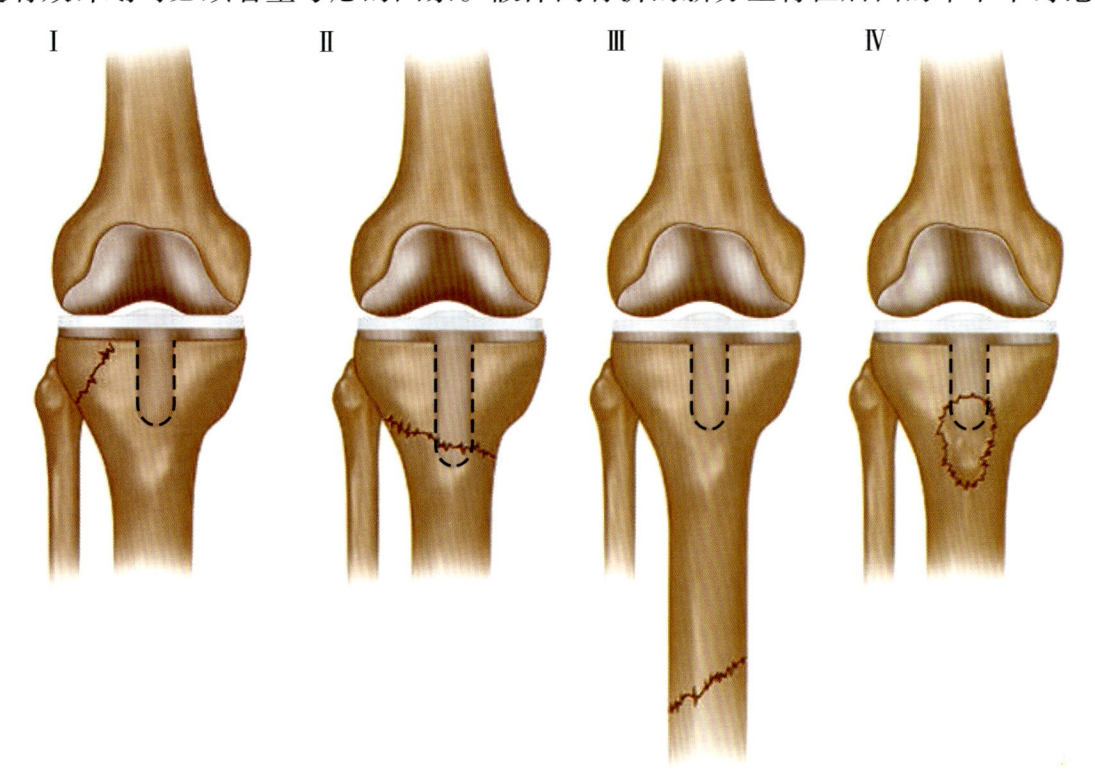

▲ 图 1-3 Felix 分型

Ⅰ型．胫骨平台骨折；Ⅱ型．胫骨柄周围骨折；Ⅲ型．假体远端骨折；Ⅳ型．累及胫骨结节的骨折。根据假体稳定性再进一步分为亚型，亚 A 型为假体柄稳定，亚 B 型为假体柄松动，亚 C 型为术中骨折

三、评估和诊断

评估假体周围骨折的第一步是详细的病史采集，包括假体的详细情况、植入日期、再手术或翻修、步行状态、认知状态、最近的疾病或感染、生活状况、并发症以及之前的疼痛。既往感染和（或）之前的疼痛提示假体存在感染或无菌性松动。有时假体周围骨折会伴有隐匿性感染。病史还应包括既往伤口感染的细节，并且在病历资料中查阅培养报告。记录患者静脉或口服抗生素的使用情况，特别是当患者就诊时仍在使用抗生素的情况。伤口愈合的问题和软组织破溃等应详细记录。其他围术期并发症（静脉血栓形成、神经或血管损伤等）也应记录。假体周围骨折患者的全身评估应遵循骨髓炎的治疗原则。宿主缺陷将影响治疗决策、预后和治疗

结果。宿主必须有骨折愈合的能力——骨折固定术后或者能够耐受翻修手术和随后的术后康复锻炼。Cierny-Mader 分型是指导医生评估患者的重要工具。首先该分型评估患者的残疾情况（表 1-2）。骨折及其潜在的病因和重建方法引起的功能损害，以及积极治疗的代谢结果，均影响对患者的治疗选择。其次，对宿主的免疫状态进行分级评估。综合免疫状态分级和患者因病所致的残疾情况确定生理分级。对感染和手术有正常生理反应的患者定为 A 类宿主，生理反应有缺陷的患者定为 B 类宿主，这类患者存在影响伤口愈合的疾患：局部的、全身的或者两者均有。当治疗或治疗结果对患者的损害大于疾病本身造成的残疾时，将患者归为 C 类。在没有一套标准化的概念、方法和技术之前，确定患者是否适合手术会因医院的不同而不同[58]。

表 1-2　Cierny-Mader 分型

类型	标准
A 类	正常的免疫系统
B 类	B^L——局部受损
	B^S——全身受损
C 类	治疗代价大于疾病本身或不适合手术

四、检查

常规实验室检查包括电解质和全血细胞计数与分类，对一般健康排查是有用的。红细胞沉降率（erythrocyte sedimentation rate, ESR）和 C 反应蛋白（C-reactive protein, CRP）在怀疑感染时很有意义，尽管这两项指标在急性损伤或骨折时也可升高。如有必要，可以通过肝功能、白蛋白以及转铁蛋白水平来评估患者的营养状况。如果伤口愈合能力有问题，可以检测白蛋白水平（3.0g/dl 或更高）和淋巴细胞计数（最好 > 1.5×10^9/L）。对于有多次输血史的患者，肝炎及人类免疫缺陷病毒（human immuno-deficiency virus, HIV）检测也是有用的。当怀疑感染时，可在透视引导下进行关节腔穿刺或活检。穿刺或活检的材料需送检进行细胞计数和革兰染色，并进行需氧、厌氧、真菌和耐酸芽胞杆菌培养。为尽可能提高培养阳性率，应在穿刺或活检前两周停止使用所有抗生素。如果怀疑是混合感染，应延长细菌培养时间（超过标准时间 5 天）。当怀疑发生不全性骨折或出现假体周围骨折固定后不愈合时，推荐进行彻底的代谢和内分泌检查，如 Brinker 等在其 2007 年发表的文章中推荐的一样[59]。最初，他们建议检测 25- 羟维生素 D 和 1, 25- 二羟维生素 D 的水平[59]。

在目前广泛使用双膦酸盐的背景下，应排除不典型骨折的可能。非典型性股骨骨折（atypical femur fractures，AFFs）的显著特征已经在文献中有了很好的描述，包括外侧骨皮质破裂、骨皮质骨膜增厚、外侧皮质横向透亮线、外侧皮质的横向骨折、微小的粉碎性骨折[60-62]。Tornetta 等进行的多中心回顾性研究发现，假体周围非典型股骨骨折（periprosthetic atypical femoral fractures，PAFFs）的并发症比 AFFs 多[60]，这一点不足为奇。AFF 组与 PAFF 组的主要差异包括：愈合时间（5 个月 vs 8 个月）、死亡率（1% vs 10%）、一级并发症发生率（12% vs 25%）[60]。

如果患者出现即将发生 PAFFs 的影像学特征，即使疼痛很轻，也应马上向患者交代即将发生骨折的风险，并考虑进行预防性固定。无论如何，必须密切监测患者病情，停止使用双膦酸盐，请内分泌科会诊协助诊疗，并考虑使用替代药物，如特立帕肽[63-69]。如果患者表现出负重疼痛但 X 线检查正常，则有指征进行骨扫描检查以发现早期应力性骨折。此外，必须进行保护性负重[70-72]。与其他应力性骨折一样，放射性检查通常无异常表现，疼痛是保护性负重的主要指征。如果骨扫描证实为进展性骨折，应立即停止使用双膦酸盐，并寻求其他的替代药物[73]。再次强调，建议对有 PAFFs 风险的患者立即采取措施，包括进行预防性内固定以提高稳定性。如果患者选择非手术治疗，则应在门诊密切随访患者、监测症状，并反复进行影像学检查。如果 X 线检查发现外侧透光线，应告知患者即将发生 PAFFs 的风险，可考虑用长的锁定钢板进行固定，同时采取植骨或不植骨[74, 75]。停止使用双膦酸盐，同时可咨询专门研究骨代谢的内分泌专家，考虑其他的替代药物，如特立帕肽。

应就患者术后活动预期相关的术前和术后训练以及助行器或适应性装置的使用咨询理疗师。如有可能，术后即刻（住院）康复的目标应是能独立下床及行走。门诊物理治疗主要是针对肌肉力量和活动范围的训练，也包括无菌或药物输液治疗，以治疗或预防轻微感染（例如，外固定治疗穿针位置的刺激）。职业疗法在日常生活和工作相关的活动中非常有用，特别是涉及精细运动技能的活动，如梳洗、穿衣和使用手工工具等。患者体重过重或过瘦时可以请营养学家会诊。饮食中蛋白质（白蛋白）或维生素摄入不足可能导致骨折延迟愈合或不愈合以及伤口愈合延迟。营养学家也会帮助严重肥胖的患者减轻体重，肥胖增加了假体周围骨折治疗的技术难度。

假体周围骨折合并感染

Arthroplasty 杂志最新发表的一篇文章报道假体周围感染（periprosthetic joint infection，PJI）并发假体周围骨折的发生率为 11.6%，因此，外科医生应该考虑在发生假体周围骨折的同时假体也可能存在感染，尤其是假体松动时[76]。Chevillotte 等[77]在 204 例髋部假体周围骨折的患者中发现 10.3% 的患者合并 PJI，发生率类似。

Della Valle 报道的关节液白细胞计数和分类诊断标准的最佳阈值可以诊断慢性 PJI（3×10^9/L 和 80% 多核中性粒细胞）。关节液白细胞计数和分类检查的优点包括：术前和术中均可进行，花费低且客观，对专业人员或设备的要求不高[76]。另一种诊断 PJI 的方法是术中冰冻病理切片。Munoz-Mahamud 等认为在 Vancouver B_2 型假体周围骨折中仅靠组织学诊断 PJI 是不可靠的。他们诊断感染的标准是：在 400 倍高倍视野下，至少在 5 个不同视野内每个都有 5 个中性粒细胞。在他们的研究中，11 例患者中 6 例患者组织学呈阳性，但这 6 例患者中只有 2 例细菌培养阳性。因此其敏感性为 100%，特异性为 55.5%，阳性预测值为 33.3%，阴性预测值为 100%，假阳性率为 66.6%[78]。一般来说，术中冰冻切片分析检查比关节液白细胞计数和分类检查更昂贵，且容易出现取样错误，而且主观性更强，需要熟练的病理学专家，这可能不适用于所有的外科医生。综上，Della Valle 认为关节液白细胞计数和多核中性粒细胞百分比检查是诊断 PJI 的最佳方法，其诊断阈值与诊断无假体周围骨折患者的 PJI 相似。ESR 和 CRP 的诊断性能较差，虽然它们仍然是相对敏感的检测，但常常出现假阳性[76]。

目前的 PJI 诊断共识见表 1-3。

表 1-3　PJI 诊断共识 [79]

共识——PJI 的定义
两次假体周围组织或关节液培养为同一微生物
有与关节相通的窦道
下列几项满足 3 项或 3 项以上
ESR 和 CRP 均升高
关节液白细胞计数升高或白细胞酯酶试纸阳性（++）
关节液多核中性粒细胞百分比升高
假体周围组织的组织学检查阳性
共识——以下所列阈值适用于最近一次手术间隔时间短于 6 周的患者

(续 表)

ESR 阈值不能确定，因此其对急性 PJI 的诊断没有帮助
CRP > 100mg/L（髋膝均适用）
关节液白细胞计数 > $10×10^9$/L
关节液多核中性粒细胞百分比 > 90%
共识——以下所列阈值适用于最近一次手术间隔时间大于 6 周的患者
ESR > 30mm/h
CRP > 10mg/L
关节液白细胞计数 > $3×10^9$/L
关节液多核中性粒细胞百分比 > 80%

ESR. 红细胞沉降率；CRP. C 反应蛋白（引自 Zmistowski 等[79]，经 Elsevier 许可）

假体周围组织培养是目前 PJI 微生物诊断的金标准，超声震荡后液体培养可以获得更多诊断信息。假体超声震荡后培养可以识别传统术中组织和关节液培养无法接触的病原体，从而提高诊断准确性。通过扩大微生物细胞材料的取样范围，超声震荡可以提高培养的敏感性，类似于聚合酶链反应或其他基于分子水平的诊断方法，同时也可进行抗生素药敏试验[80-82]。

然而，需要指出的是，由于既往抗生素的使用和苛养菌所致感染对培养结果的影响，目前细菌培养的敏感性相对比较低（57%）[83]。最近的一项研究证实，基因测序（即对直接从环境样品中回收的组织进行测序）可以提供准确的 PJI 诊断信息（敏感度 97%）[83]。随着便携式随机存取测序技术的日益普及，有可能将基因测序变为一种 PJI 的快速诊断工具[83]。需要指出的是，当外科医生确定临床上同时发生 PJI 可能性较低时，应用这些高敏感度方法的作用就不是很明确了。

α- 防御素是最近在人工关节置换文献中常被提及的另一个标记物。α- 防御素由 29～35 个氨基酸构成，它高度集中在中性粒细胞中，并在关节感染时被分泌到关节液中。最近的一项荟萃分析表明，关节液 α- 防御素在 PJI 诊断的实验室检查中敏感性（92%）和特异性（95%）最高[84]。关节液 α- 防御素联合 CRP 诊断 PJI 的敏感性为 97%，特异性为 100%[85]。α- 防御素检测相对简单，可以在翻修术前进行，该检测对不同微生物和不同位置的 PJI 均有反应。此外，该检测不受既往抗生素使用和系统性炎症反应的影响，在这方面优于所有的传统实验室检查，有助于早期 PJI 的诊断[87, 88]。一个新的诊断 PJI 的 α- 防御素快速检测方法称为 Synovasuer 试纸（Zimmer Inc., Warsaw, Indiana），现已上市。一项纳入 50 例患者的研究中

Synovasuer 试纸敏感性为 69%，特异性为 94%[89]。目前这种快速诊断试纸似乎是最有用的一种辅助检查手段，但在不久的将来肯定会出现更准确和更精准的快速检测方法。

任何表现模式的假体周围骨折在临床上都是挑战。骨科医生在诊断、检查及手术计划时必须谨慎对待，以取得最好的疗效。全面考虑宿主发病率、既往功能状态、骨折/骨代谢以及同时并发的假体周围感染，并确认假体是否稳定，是处理假体周围骨折患者的关键因素。术前必须进行全面的影像学检查，拟进行手术干预时必须谨慎计划并确保准备好所有术中可能用到的假体和工具。此外，多学科会诊是必要的，且必须促进各个专业之间的联系以确保适当的沟通和及时的处理。随着人口老龄化和关节置换数量快速增长，对于治疗这类骨折患者来说，重要的是与快速变革的诊断技术和治疗方法保持同步。在接下来的章节中，我们将阐述髋关节和膝关节假体周围骨折手术时的特定陷阱、可能的治疗方法和未来的方向。

参考文献

[1] Meek RM, Norwood T, Smith R, Brenkel IJ, Howie CR. The risk of peri-prosthetic fracture after primary and revision total hip and knee replacement. J Bone Joint Surg Br. 2011;93(1):96–101.

[2] Lindahl H. Epidemiology of periprosthetic femur fracture around a total hip arthroplasty. Injury. 2007;38(6):651–4.

[3] Kurtz S, Ong K, Lau E, Mowat F, Halpern M. Projections of primary and revision hip and knee arthroplasty in the United States from 2005 to 2030. J Bone Joint Surg Am. 2007;89(4):780–5.

[4] Berry DJ. Epidemiology: hip and knee. Orthop Clin North Am. 1999;30(2):183–90.

[5] Cook RE, Jenkins PJ, Walmsley PJ, Patton JT, Robinson CM. Risk factors for periprosthetic fractures of the hip: a survivorship analysis. Clin Orthop Relat Res. 2008;466:1652–6.

[6] Cram P, Lu X, Kates SL, Singh JA, Li Y, Wolf BR. Total knee arthroplasty volume, utilization, and outcomes among Medicare beneficiaries, 1991–2010. JAMA. 2012;308(12):1227–36.

[7] Lindahl H, Oden A, Garellick G, Malchau H. The excess mortality due to periprosthetic femur fracture. A study from the Swedish national hip arthroplasty register. Bone. 2007;40(5): 1294–8.

[8] Bhattacharyya T, Chang D, Meigs JB, Estok DM II, Malchau H. Mortality after periprosthetic fracture of the femur. J Bone Joint Surg Am. 2007;89(12):2658–62.

[9] Ruder JA, Hart GP, Kniesl JS, Springer BD, Karunakar MA. Predictors of functional recovery following periprosthetic distal femur fractures. J Arthroplasty. 2017;32(5):1571–5.

[10] Schnell S, Friedman SM, Mendelson DA, Bingham KW, Kates SL. The 1-year mortality of patients treated in a hip fracture program for elders. Geriatr Orthop Surg Rehabil. 2010;1(1):6–14.

[11] McGraw P, Kumar A. Periprosthetic fractures of the femur after total knee arthroplasty. J Orthop Traumatol. 2010;11(3): 135–41.

[12] Lindahl H, MAlchau H, Herberts P, et al. Periprosthetic femoral fractures classification and demographics of 1049 periprosthetic femoral fractures from the Swedish National Hip Arthroplasty Register. J Arthroplast. 2005;20(7):857–65.

[13] Kumar S, Sperling JW, Haidukewych GH, et al. Periprosthetic humeral shaft fractures after shoulder arthroplasty. J Bone Joint Surg Am. 2004;86-A(4):680–9.

[14] Franklin J, Malchau H. Risk factors for periprosthetic femoral fracture. Injury. 2007;38:655–60.

[15] Singh JA, Jensen MR, Harmsen SW, Lewallen DG. Are gender, comorbidity, and obesity risk factors for postoperative periprosthetic fractures after primary total hip arthroplasty? J Arthroplast. 2013;28(1):126–31.

[16] Beals RK, Tower SS. Periprosthetic fractures of the femur: an analysis of 93 fractures. Clin Orthop. 1996;327:238.

[17] Moreta J, Aguirre U, Ugarte O, Mozos JL. Functional and radiological outcome of periprosthetic femoral fractures after hip arthroplasty. Injury. 2015;46:292–8.

[18] Foster AP, Thompson NW, Wong J, Charlwood AP. Periprosthetic fractures – a comparison between cemented and uncemented hemiarthroplasties. Injury. 2005;36(3):424–9.

[19] Ricci WM, Borrelli J Jr. Operative management of periprosthetic femur fractures in the elderly using biological fracture reduction and fixation techniques. Injury. 2007;38(Suppl 3):S53.

[20] Mortazavi SM, Kurd MF, Bender B, et al. Distal femoral arthroplasty for the treatment of periprosthetic fractures after total knee arthroplasty. J Arthroplast. 2010;25(5):775.

[21] Koval KJ, Skovron ML, Aharonoff GB, et al. Ambulatory ability after hip fracture. A prospective study in geriatric patients. Clin Orthop Relat Res. 1995;310:150.

[22] Ruder JA, Hart GP, Kneisl J, Springer BD, Karunakar M. Predictors of functional recovery following periprosthetic distal femur fractures. J Arthroplast. 2017;32:1571–5.

[23] Da Assunção RE, King LJ, Dunlop DG, Ostlere S. The assessment of total hip arthroplasty. Imaging. 2013;22:20110085.

[24] Whitmarsh T, Treece G, Gee A, Poole K. An exploratory study into measuring the cortical bone

thickness from CT in the presence of metal implants. Int J Comput Assist Radiol Surg. 2017;12:2079–86. https://doi.org/10.1007/s11548-017-1539-z.

[25] Parrish TF, Jones JR. Fracture of the femur following prosthetic arthroplasty of the hip. J Bone Joint Surg Am. 1964;46: 241–8.

[26] Lindahl H, Garellick G, Regner H, et al. Three hundred and twenty-one periprosthetic femoral fractures. J Bone Joint Surg Am. 2006;88:1215–22.

[27] Tower SS, Beals RK. Fractures of the femur after hip replacement: the oregon experience. Orthop Clin North Am. 1999;30: 235–47.

[28] Beals RK, Tower SS. Periprosthetic fractures of teh femur. An analysis of 93 fractures. Clin Orthop Relat Res. 1996;327: 238–46.

[29] Johansson JE, McBroom R, Barrington TW, et al. Fracture of the ipsilateral femur in patients with total hip replacement. J Bone Joint Surg. 1981;63A:1435–42.

[30] Bethea JS III, DeAndrade JR, Fleming LL, et al. Proximal femoral fractures following total hip arthroplasty. Clin Orthop. 1982;170:95–106.

[31] Cooke PH, Newman JH. Fractures of the femur in relation to cemented hip prostheses. J Bone Joint Surg. 1988;70B: 386–9.

[32] Roffman M, Mendes DG. Fracture of the femur after total hip arthroplasty. Orthopedics. 1989;12:1067–70.

[33] Duncan CP, Masri BA. Fractures of the femur after hip replacement. Instr Course Lect. 1995;44:293–304.

[34] Masri B, Meek R, Duncan C. Periprosthetic fractures evaluation and treatment. Clin Orthop. 2004;42:80–95.

[35] Berry DJ. Management of periprosthetic fractures: the hip. J Arthroplast. 2002;17:11–3.

[36] Garbuz DS, Masri BA, Duncan CP. Periprosthetic fractures of the femur: principles of prevention and management. Instr Course Lect. 1998;47:237–42.

[37] Brady OH, Kerry R, Masri BA, et al. The Vancouver classification of periprosthetic fractures of the hip: a rational approach to treatment. Tech Orthop. 1999;14(2):107–14.

[38] Baba T, Homma Y, Ochi H, Kobayashi H, Matsumoto M, Sakamoto Y. Higher reliability and validity of Baba classification with computerized tomography imaging and implant information for periprosthetic femoral fractures. Int Orthop. 2015;39(9):1695–9.

[39] Duncan CP, Haddad FS. The unified classification system (UCS): improving our understanding of periprosthetic fractures. Bone Joint J Br. 2014;96:713–6.

[40] Brady OH, Garbuz DS, Masri BA, Duncan CP. The reliability and validity of the Vancouver classification of femoral fractures after hip replacement. J Arthroplast. 2000;15:59–62.

[41] Rayan F, Dodd M, Haddad FS. European validation of the Vancouver classification of periprosthetic proximal femoral fractures. J Bone Joint Surg (Br). 2008;90:1576–9.

[42] Neumann D TC, Dorn U. Management of Vancouver B_2 and B_3 femoral periprosthetic fractures using a modular cementless stem without allografting. Int Orthop. 2012;36:1045–50.

[43] Shah RP, Sheth NP, Gray C, Alosh H, Garino JP. Periprosthetic fractures around loose femoral components. J Am Acad Orthop Surg. 2014;22:482–90.

[44] Miller AJ. Late fracture of the acetabulum after total hip replacement. J Bone Joint Surg. 1972;54B:600–6.

[45] Ranawat CS, Greenberg R. Tripartite fracture of the acetabulum after total hip arthroplasty: a case report. Clin Orthop. 1981; 155:48–51.

[46] Andrews P, Barrack RL, Harris WH. Stress fracture of the medial wall of the acetabulum adjacent to a cementless acetabular component. J Arthroplast. 2000;17:117–20.

[47] Berry DJ, Lewallen DG, Hanssen AD, et al. Pelvic discontinuity in revision total hip arthroplasty. J Bone Joint Surg. 1999;81A:1692–702.

[48] Chatoo M, Parfitt J, Pearse MF. Periprosthetic acetabular fracture associated with extensive osteolysis. J Arthroplast. 1998; 13:843–5.

[49] Peterson CA, Lewallen DG. Periprosthetic fracture of the acetabulum after total hip arthroplasty. J Bone Joint Surg. 1996; 78A:1206–13.

[50] Sanchez-Sotelo J, McGrory BJ, Berry DJ. Acute periprosthetic fracture of the acetabulum associated with osteolytic pelvic lesions: a report of 3 cases. J Arthroplast. 2000;15:126–30.

[51] Rorabeck CH, Taylor JW. Periprosthetic fractures of the femur complicating total knee arthroplasty. Orthop Clin North Am. 1999;30:265–77.

[52] Ebraheim NA, Kelley L, Liu X, Thomas IS, Steiner RB, Liu J. Periprosthetic distal femur fracture after total knee arthroplasty: a systematic review. Orthop Surg. 2015;7:297–305.

[53] Marsh JL, Slongo TF, Agel J, et al. Fracture and dislocation classification compendium—2007: orthopaedic trauma association classification, database and outcomes committee. J Orthop Trauma. 2007;21(10 Suppl):S1–S161.

[54] Neer CS II, Grantham SA, Shelton ML. Supracondylar fracture of the adult femur. A study of one hundred and ten cases. J Bone Joint Surg Am. 1967;49:591–613.

[55] Backstein D, Safir O, Gross A. Periprosthetic fractures of the knee. J Arthroplast. 2007;22:45–9.

[56] Felix NA, Stuart MJ, Hanssen AD. Periprosthetic fractures of the tibia associated with total knee arthroplasty. Clin Orthop Relat Res. 1997;345:113–24.

[57] Egol KA, Koval KJ, Zuckerman JD. Handbook of fractures. 5th ed. Philadelphia: Wolters Kluwer Health; 2015.

[58] Cierny G, Mader J, Penninck J. A clinical staging system for adult osteomyelitis. Clin Oethop Relat Res. 2003;414:7–23.

[59] Brinker M, O'Connor D, Monla Y, Earthman T. Metabolic and endocrine abnormalities in patients with nonunions. J Orthop Trauma. 2007;21(8):557–70.

[60] Bogdan Y, Tornetta P III, Einhorn T, et al. Healing time and complications in surgically treated atypical femur fractures associated with bisphosphonate use: a Multicenter Series. Paper presented at the Orthopaedic Trauma Association Annual Meeting, Phoenix, Arizona, October 09–12, 2013.

[61] Shane E, Burr D, Abrahamsen B, et al. Atypical subtrochanteric and diaphyseal femoral fractures: second report of a task force of the American Society for Bone and Mineral Research. J Bone Miner Res. 2014;29:1–23.

[62] Tyler W, Bukata S, O'Keefe R. Atypical femur fractures. Clin Geriatr Med. 2014;30:349–59.

[63] Tarazona-Santabalbina FJ, Aguilella-Fernández L. Bisphosphonate longterm treatment related bilateral subtrochanteric femoral fracture. Can teriparatide be useful? Aging Clin Exp Res. 2013;25:605–9.

[64] Gomberg SJ, Wustrack RL, Napoli N, et al. Teriparatide, vitamin D, and calcium healed bilateral subtrochanteric stress fractures in a postmenopausal woman with a 13-year history of continuous alendronate therapy. J Clin Endocrinol Metab. 2011;96:1627–32.

[65] Carvalho NN, Voss LA, Almeida MO, et al. Atypical femoral fractures during prolonged use of bisphosphonates: short-term responses to strontium ranelate and teriparatide. J Clin Endocrinol Metab. 2011;96:2675–80.

[66] Pietrogrande L, Raimondo E. Teriparatide in the treatment of non-unions:scientific and clinical evidences. Injury. 2013;44(suppl 1):S54–7.

[67] Chiang CY, Zebaze RM, Ghasem-Zadeh A, et al. Teriparatide improves bone quality and healing of atypical femoral fractures associated with bisphosphonate therapy. Bone. 2013;52:360–5.

[68] Huang HT, Kang L, Huang PJ, et al. Successful teriparatide treatment of atypical fracture after long-term use of alendronate without surgical procedure in a postmenopausal woman: a case report. Menopause. 2012;19:1360–3.

[69] Fukuda F, Kurinomaru N. Hijioka A, vol. 4. Biol Ther: Weekly teriparatide for delayed unions of atypical subtrochanteric femur fractures; 2014. p. 73–9.

[70] Spyridonidis TJ, Mousafiris KV, Rapti EK, et al. Bone scintigraphy depicts bilateral atypical femoral stress fractures with metachronous presentation, long before a complete fracture occurs. Hell J Nucl Med. 2014;17:54–7.

[71] Papandrianos N, Alexiou S, Xouria X, et al. Atypical bilateral stress fractures of the femoral shaft diagnosed by bone scintigraphy in a woman with osteoporosis. Clin Nucl Med. 2013;38:910–2.

[72] Schilcher J, Koeppen V, Aspenberg P, Michaelsson K. Risk of atypical femoral fracture during and after bisphosphonate use: full report of a nationwide study. Acta Orthop. 2015;86:100–7.

[73] Saleh A, Hegde VV, Potty AG, et al. Management strategy for symptomatic bisphosphonate-associated incomplete atypical femoral fractures. HSS J. 2012;8:103–10.

[74] Zdero R, Walker R, Waddell JP, et al. Biomechanical evaluation of periprosthetic femoral fracture fixation. J Bone Joint Surg Am. 2008;90:1068–77.

[75] Talbot M, Zdero R, Schemitsch EH. Cyclic loading of periprosthetic fracture fixation constructs. J Trauma. 2008;64: 1308–12.

[76] Shah R, Plummer D, Moric M, Sporer S, Levine B, Della Valle C. Diagnosing infection in the setting of periprosthetic fractures. J Arthroplast. 2016;31:S140–3.

[77] Chevillotte CJ, Ali MH, Trousdale RT, et al. Inflammatory laboratory markers in periprosthetic hip fractures. J Arthroplast. 2009;24(5):722.

[78] Munoz-Mahamud E, Bori G, Garcia S, et al. Usefulness of histology for predicting infection at the time of hip revision for the treatment of Vancouver B_2 periprosthetic fractures. J Arthroplast. 2013;28(8):1247.

[79] Zmistowski B, Della Valle C, Bauer T, Malizos K, et al. Diagnosis of periprosthetic joint infection. J Arthroplast. 2014; 29(Suppl. 1):77–83.

[80] Bergin PF, Doppelt JD, Hamilton WG, Mirick GE, Jones AE, Sritulanondha S, Helm JM, Tuan RS. Detection of periprosthetic infections with use of ribosomal RNA-based polymerase chainreaction. J Bone Joint Surg Am. 2010;92:654–63.

[81] Cazanave C, Greenwood-Quaintance KE, Hanssen AD, Karau MJ, Schmidt SM, Gomez Urena EO, Mandrekar JN, et al. Rapid molecular microbiologic diagnosis of prosthetic joint infection. J Clin Microbiol. 2013;51:2280–7.

[82] Rothenberg A, Wilson A, Hayes J, O'Malley M, Klatt B. Sonication of arthroplasty implants improves accuracy of periprosthetic joint infection cultures. Clin Orthop Relat Res.

2017;475:1827–36.

[83] Street T, Sanderson N, Atkins B, Brent A, Cole K, Foster D, McNally M, et al. Molecular diagnosis of orthopaedic device infection direct from sonication fluid by metagenomic sequencing. J Clin Microbiol. 2017. Epub ahead of print. https://doi.org/10.1128/JCM.00462-17.

[84] Xie K, Qu X, Yan M. Procalcitonin and a-defensin for diagnosis of periprosthetic joint infections. J Arthroplast. 2017;32: 1387–94.

[85] Deirmengian C, Kardos K, Kilmartin P, et al. Combined measurement of synovial fluid alpha-defensin and C-reactive protein levels: highly accurate for diagnosing periprosthetic joint infection. J Bone Joint Surg Am. 2014;96(17):1439.

[86] Deirmengian C, Kardos K, Kilmartin P, et al. The alpha-defensin test for periprosthetic joint infection responds to a wide spectrum of organisms. Clin Orthop Relat Res. 2015;473(7):2229.

[87] Parvizi J, Fassihi SC, Enayatollahi MA. Diagnosis of periprosthetic joint infection following hip and knee arthroplasty. Orthop Clin North Am. 2016;47(3):505.

[88] Shahi A, Parvizi J, Kazarian GS, et al. The alpha-defensin test for periprosthetic joint infections is not affected by prior antibiotic administration. Clin Orthop Relat Res. 2016;474(7):1610.

[89] Sigmund JK, Holinka J, Gamper J, Staats K, Böhler C, Kubista B, Windhager R. Qualitative α-defensin test (Synovasure) for the diagnosis of periprosthetic infection in revision total joint arthroplasty. Bone Joint J. 2017;99-B:66–72.

Part 2

髋关节假体周围骨折

Periprosthetic Fractures About the Hip

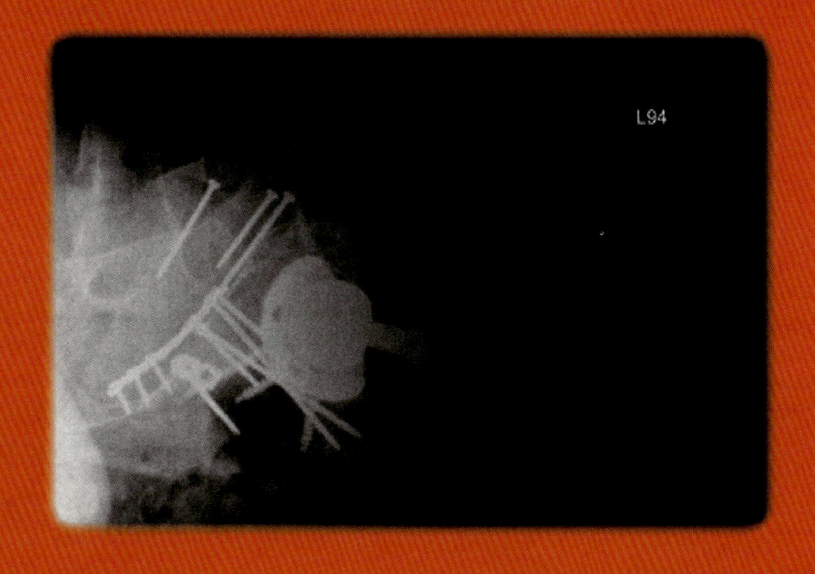

第 2 章

Management of Periprosthetic Acetabular Fractures
髋臼假体周围骨折的处理

Aaron J. Johnson, Theodore Manson, 著
吴 鹏, 李志锐, 郝立波, 译

髋臼侧假体周围骨折有 3 种情况（图 2-1）：术中骨折、术后因跌倒或意外发生骨折及由于骨盆长期骨溶解导致的骨盆不连续。本章将主要介绍术中发现的髋臼假体周围骨折和术前因跌倒或意外引起的髋臼假体周围骨折。

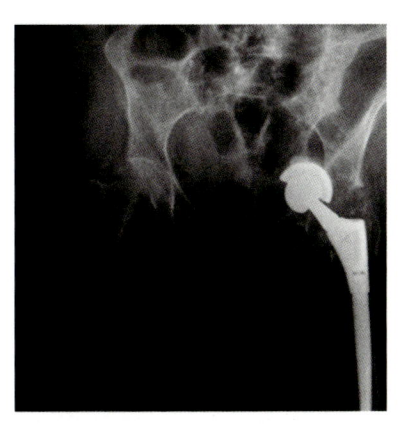

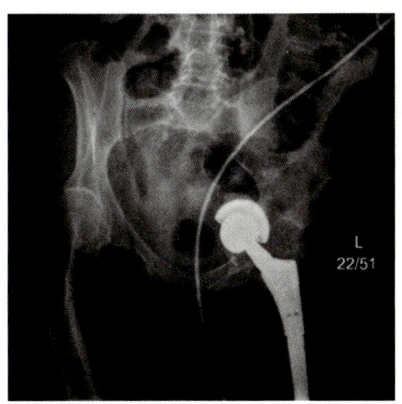

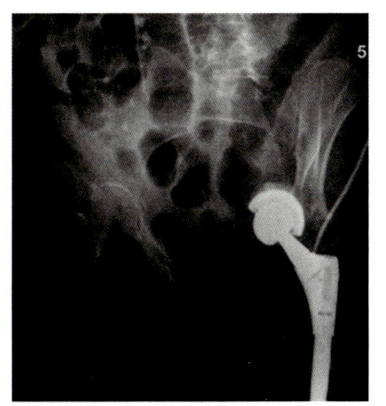

▲ 图 2-1　68 岁女性患者受伤后髋臼假体周围骨折的 X 线图
正位、髂骨斜位、闭孔斜位显示髋臼假体突入骨盆的横行骨折（经 R.Adams Cowley Shock 创伤中心许可使用）

一、术中髋臼骨折

术中髋臼骨折在初次置换或翻修手术中并不常见，但对髋臼固定来说是一个挑战，而最大的挑战之一是术中及时发现髋臼骨折，这通常是在发现髋臼白杯没有获得预期的压配，或者在打入臼杯时臼杯位置相比磨锉的髋臼明显内移而获得诊断。

如果怀疑有髋臼骨折，建议如下。

1. 取出髋臼配件。
2. 在髋臼内确定移位或未移位的骨折线。
3. 行术中骨盆拍片或透视。

通常，这些骨折相当于 Letournel 臼顶横行骨折或臼顶下横行骨折，在取出髋臼假体后很容易诊断。如果诊断骨折有疑问，在髂前下棘和坐骨上各放一把 Cobb 骨膜剥离器，在这两点之间牵开，可以判断是否有骨折。

二、后柱无移位的术中髋臼骨折

如果术中检查或透视发现髋臼后柱骨折无移位，通常用多孔翻修臼杯即可。选择一个比最后的髋臼锉大 2～4mm 的髋臼试模打入髋臼中，这样术者可以判断假体的稳定程度并做出选择。这种情况下的操作目标是，假体能够卡在髂前下棘的软骨下骨和坐骨的软骨下之间（图 2-2）。

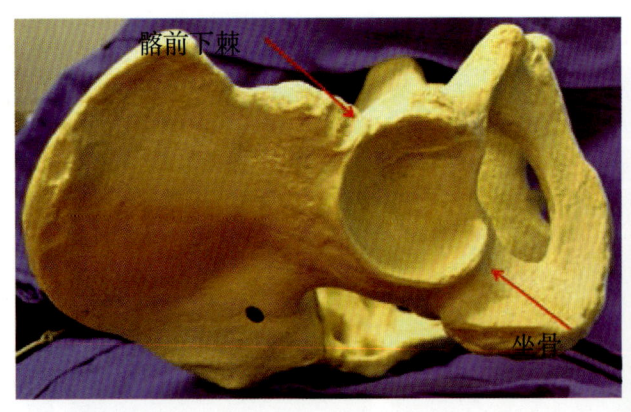

▲ 图 2-2 骨盆 Sawbones 模具图
用于固定髋臼假体使之获得稳定性的骨性突起
（经 R.Adams Cowley Shock 创伤中心许可使用）

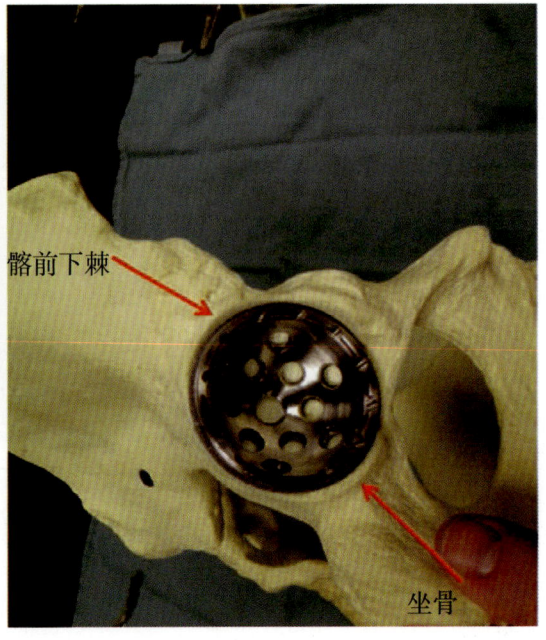

如果少量牵开髋臼就可以使臼杯获得足够的稳定性，术者可以植入与髋臼锉相同型号的髋臼假体，并用多枚螺钉固定。重要的是，在臼杯中选择合适的螺钉孔，能将长的螺钉拧入髂骨，然后通过臼杯尾侧的螺钉孔，在坐骨中拧入 1 枚或多枚螺钉。

常规使用术中透视来检验这些螺钉的方向和臼杯的位置。

在这些病例中，通常在术后 6 周内限制负重，以便臼杯假体上骨长入，随后每隔 2～4 周进行拍片检查，确定假体没有移位。

三、后柱移位骨折

术中髋臼骨折如果导致后柱移位，除植入臼杯外，可能需要额外的固定。如果通过骨盆牵开技术不能使髋臼假体稳定，除植入髋臼假体以外，需要切开复位内固定（open reduction with internal fixation，ORIF）来固定移位的后柱骨块或骨折线。

我们将介绍髋关节前路和后路的切开复位内固定技术，然而，术者需要注意，处理这个部位的骨折必须掌握大量的 ORIF 经验。如果术中发生了髋臼骨折，但术者及其单位不具备处理髋臼骨折的经验，那就不应该继续尝试处理此类骨折。

如果使用半髋置换不会发生明显的内突，可以考虑进行临时性半髋关节置换术。如果担心半髋置换会发生内突，那么应采用 Girdlestone 旷置术，并转诊至有能力处理髋臼骨折的医疗机构。

四、经 Kocher–Langenbeck 入路联合切开复位内固定和全髋关节置换术处理髋臼骨折

计划、植入物和工具

- 可透视手术床。
- X 线透视机。
- 侧卧髋关节定位器。
- 后方髋关节牵开器。
- 选好的髋关节假体系统。
- 多孔的翻修臼杯。

- 长的直径 3.5mm 皮质螺钉。
- 3.5mm 骨盆重建钢板。
- 钢板折弯器。
- 7.3mm 后柱固定专用螺钉。
- 自体或异体股骨头。

采用 Kocher-Langenbeck 入路联合 ORIF 和 THA 可以处理移位的后柱骨折、横行骨折或 T 型骨折骨折块。但当患者存在髋臼内突、股骨头或髋臼假体内侧脱位或髂前下棘断裂时，禁用此方法。

摆体位时，患者侧卧于可透视的手术床上。按标准的 Kocher-Langenbeck 入路显露髋关节。注意确保膝关节屈曲，髋部伸展以减少坐骨神经的张力；剥离臀大肌悬带以方便显露术野。

这种情况下的骨折固定不同于没有髋臼假体的髋臼骨折的经典 ORIF。髋臼没必要解剖复位，相反，骨盆固定的目的是能够使臼杯假体的骨性牢固固定，通常需要后柱钢板以获得稳定。作者的标准选择是使用 3.5mm 骨盆重建钢板和长的直径 3.5mm 螺钉进行固定。

后柱稳定后，继续进行关节置换术。首先准备股骨，根据选择的假体，进行标准的股骨近端开口和（或）扩髓。

然后处理髋臼，在髋臼前缘放置 C 形牵开器，将股骨牵出手术视野。为了进一步显露，可将股直肌反折头在其止点处切断。

标记关节囊和短外旋肌群，可以将其当作后方牵开器使用。清理髋臼中的所有碎屑，然后开始锉臼。第一锉应比模板测量的最终臼杯型号小 7mm，并用来内移臼杯的位置。随后髋臼锉尺寸每次增加 2mm，磨锉方向应与最终植入臼杯的方向一致。

最后一个的髋臼锉应比最终假体直径小 1mm，以便获得压配。然后开始植骨，可以使用自体股骨头植骨（如果是初次全髋关节置换术中）或同种异体植骨（如果是翻修或没有自体股骨头），制作 3 种不同大小的骨颗粒。填充骨盆内的所有缺损，并使用比植入的臼杯假体小 2mm 的髋臼锉反锉，压实移植骨（图 2-3）。

然后植入髋臼假体。作者首选植入 1 个多螺钉孔的多孔涂层翻修臼杯。经臼杯向坐骨和髂骨植入 3～5 枚螺钉，如果在内壁上植入螺钉必须小心。应该在臼杯赤道上下都植入螺钉，以提供稳定，在臼杯获得骨长入前对抗臼杯的外翻失败。

在植入臼杯后，放置试模头测试假体稳定性。臼头的联合前倾应为 40°，而且髋关节在全部活动范围内应该是稳定的，包括内收和屈曲。估计下肢长度的标准方法可用于评估腿长。一旦假体植入并且获得稳定，必须在关闭切口前进行术中透视或拍片，包括正位和 Judet 位，以确保臼杯及螺钉的位置和方向是准确的（图 2-4）。

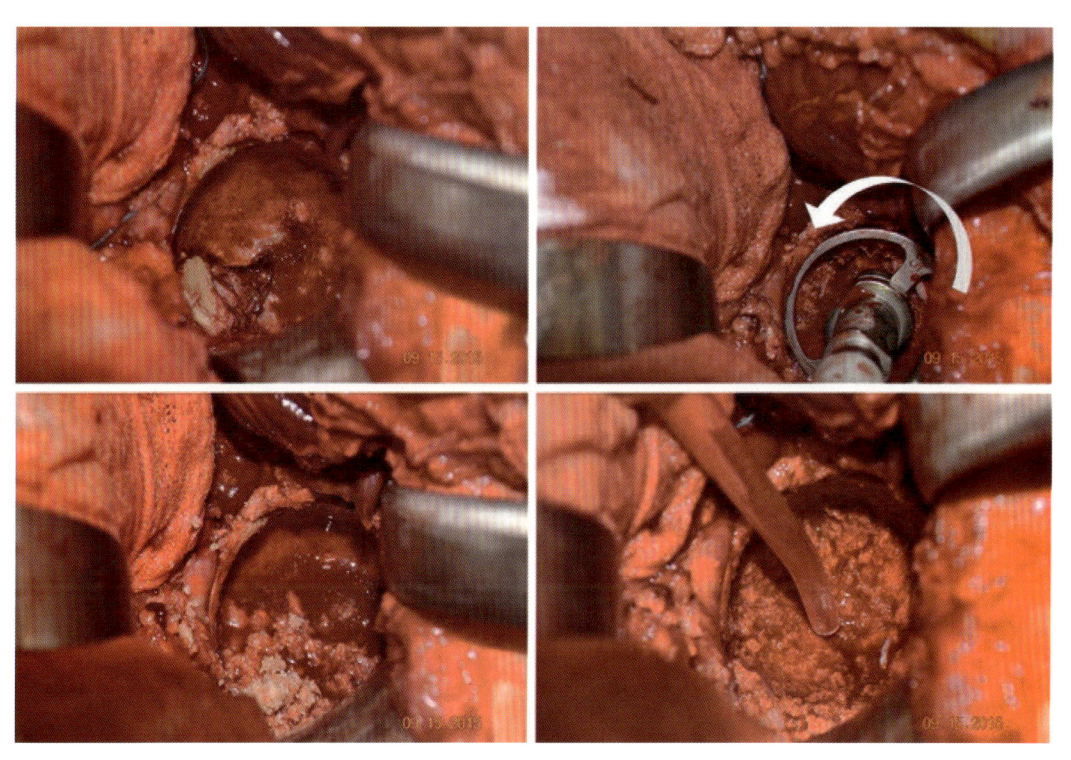

▲ 图 2-3　髋臼缺损植骨技术的术中照片

3 种不同骨尺寸骨颗粒与反锉技术相结合，创造出一种"鹅卵石"的效果，为臼杯提供支撑（经 R.Adams Cowley Shock 创伤中心许可使用）

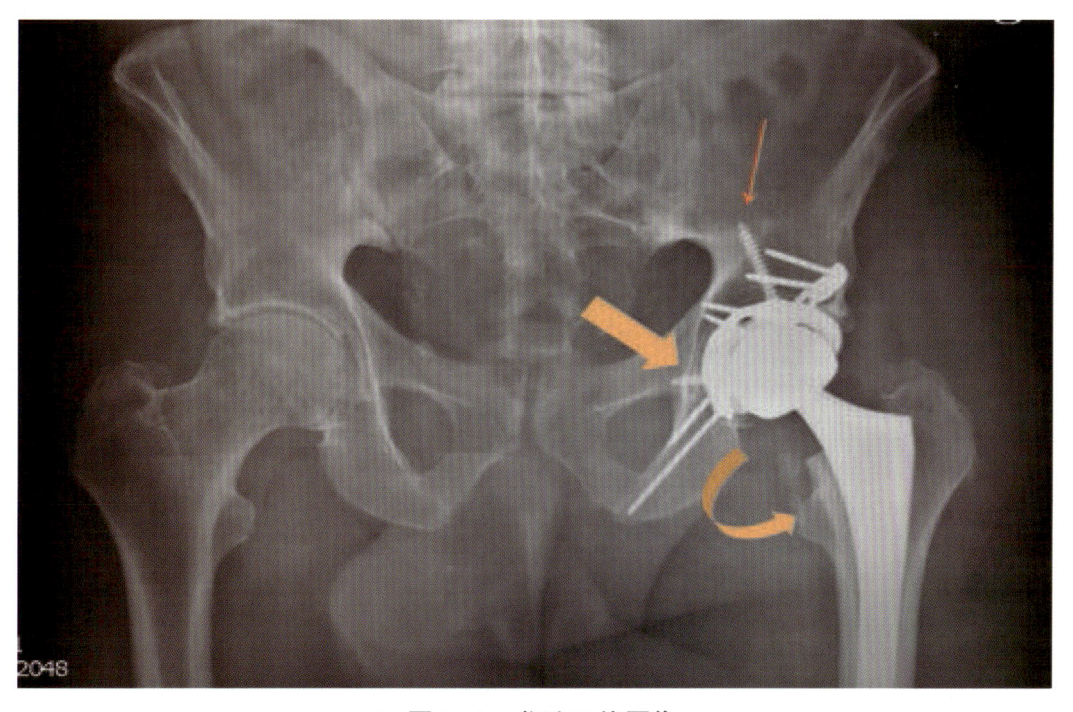

▲ 图 2-4　术后 X 线图像

图片显示在 THA 翻修和后柱固定中的后柱钢板和多枚螺钉固定的髋臼假体（经 R.Adams Cowley Shock 创伤中心许可使用）

用 5 号爱惜邦缝线修复关节囊和外旋肌群。臀大肌悬带用 0 号 PDS 缝线重建，在关闭阔筋膜前放置直径 3.175mm 的引流管。术后 3 个月内，患者需保持足尖踩地负重，此后根据耐受程度开始逐渐恢复完全负重。一旦他们能够开始物理治疗，告知患者髋关节脱位预防措施，而且不再需要任何外展支具。

五、经前入路联合切开复位内固定和全髋关节置换术处理髋臼骨折

计划、植入物和工具

- 可透视手术床。
- X 线透视机。
- 前方髋关节牵开器。
- 骨盆牵开器。
- 选好的髋关节假体系统。
- 多孔的翻修臼杯。
- 长的直径 3.5mm 皮质螺钉。
- 3.5mm 骨盆重建钢板。
- 钢板折弯器。
- 7.3mm 的后柱固定专用螺钉。
- 自体或异体股骨头。

如果患者的髂前上棘没有足够完整的骨量获得假体的压配，则需要同时进行前路固定和 THA 翻修。作者首选的入路是最初由 Levine 描述的改良 Smith-Peterson 前入路[1, 2]。Levine 在 1943 年描述的这种技术用于处理髋臼内突骨折；Beaule 和 Matta 进一步改良，可以同时进行 THA 和 ORIF[1]。这种改良入路对处理任何前侧骨折线都能提供良好的术野显露。如果需进一步固定四方体骨面，这种入路和体位也允许增加一个单独的骨盆内前入路（Stoppa 入路），在此不再赘述。

我们医院的常规是使用可透视平板床。这样双侧下肢都可以铺单消毒，不依赖任何牵引设备，可以在术中对肢体长度做出准确的评估（图 2-5）。此外，可透视平板床也优于牵引床，因为大多数牵引床使得髋臼成像很困难，虽然不是不可能。用棉垫垫高患者，抬高躯干、骨盆和健侧下肢（图 2-6），使双下肢均显露在术野中（图 2-7）。

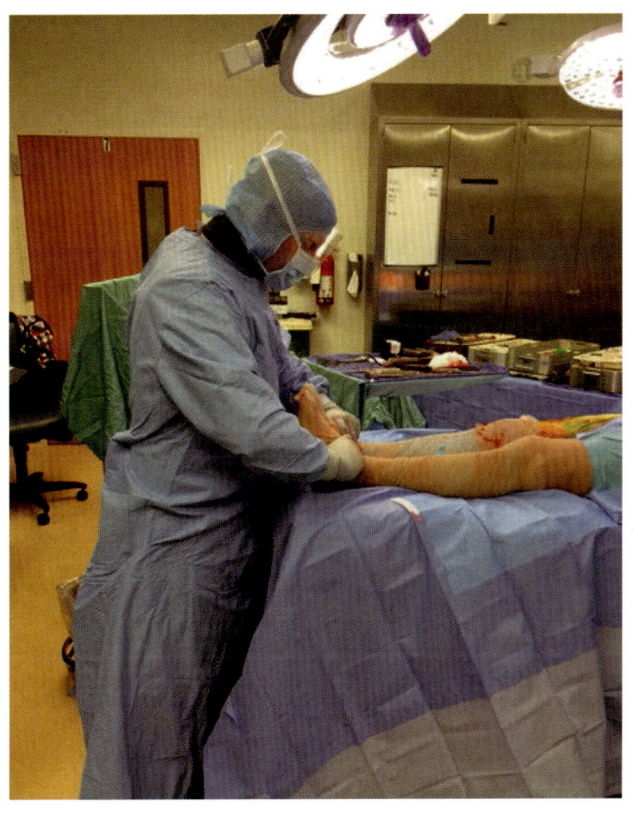

▲ 图 2-5 术中对比双下肢长度

保证双足都在耻骨联合正下方，可以直接使用内踝和足跟进行比较（经 R.Adams Cowley Shock 创伤中心许可使用）

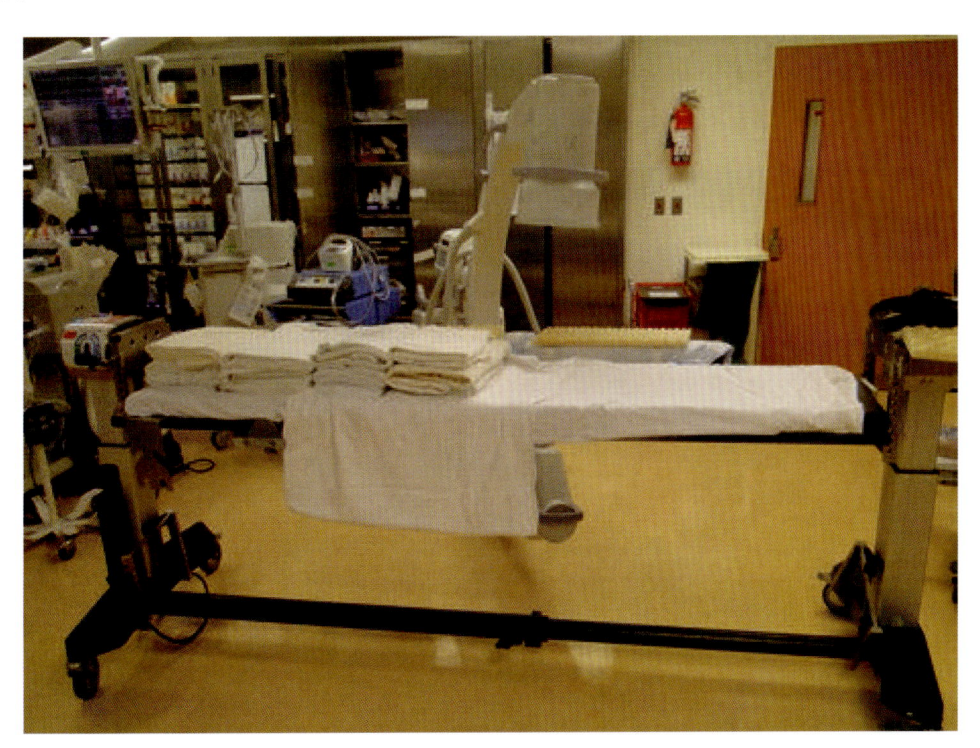

▲ 图 2-6 可透视手术台

折叠的棉垫以抬高头部、躯干和骨盆，这样可以在术中伸髋以利于显露术野。术中可将对侧肢体置于包裹起来的托盘上，以避免对侧髋关节的伸展（经 R.Adams Cowley Shock 创伤中心许可使用）

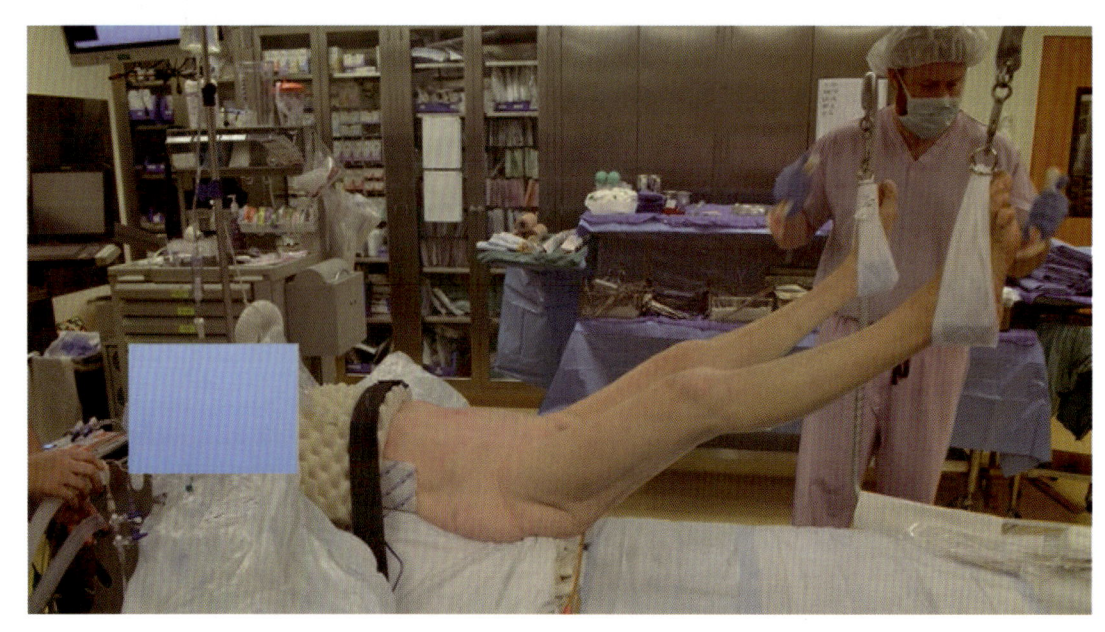

▲ 图 2-7 显露双下肢

患者仰卧于可透视手术台上，双下肢消毒准备（经 R.Adams Cowley Shock 创伤中心许可使用）

如上摆好患者体位，在髂前上棘外侧做一个弧形切口。切口沿阔筋膜张肌纤维方向从髂前上棘远端 7cm 开始，向近端沿髂嵴走行（图 2-8）。该入路远端部分类似于 Smith-Peterson 直接前入路，其浅层经过阔筋膜张肌腹内侧的筋膜（图 2-9）。这为股外侧皮神经提供了一层额外的保护。在该肌腹的深筋膜处，识别并电凝股旋股外侧动脉升支。切开关节囊，用缝线标记前侧的关节囊瓣，以便向前牵开。此时也可将关节囊切除。

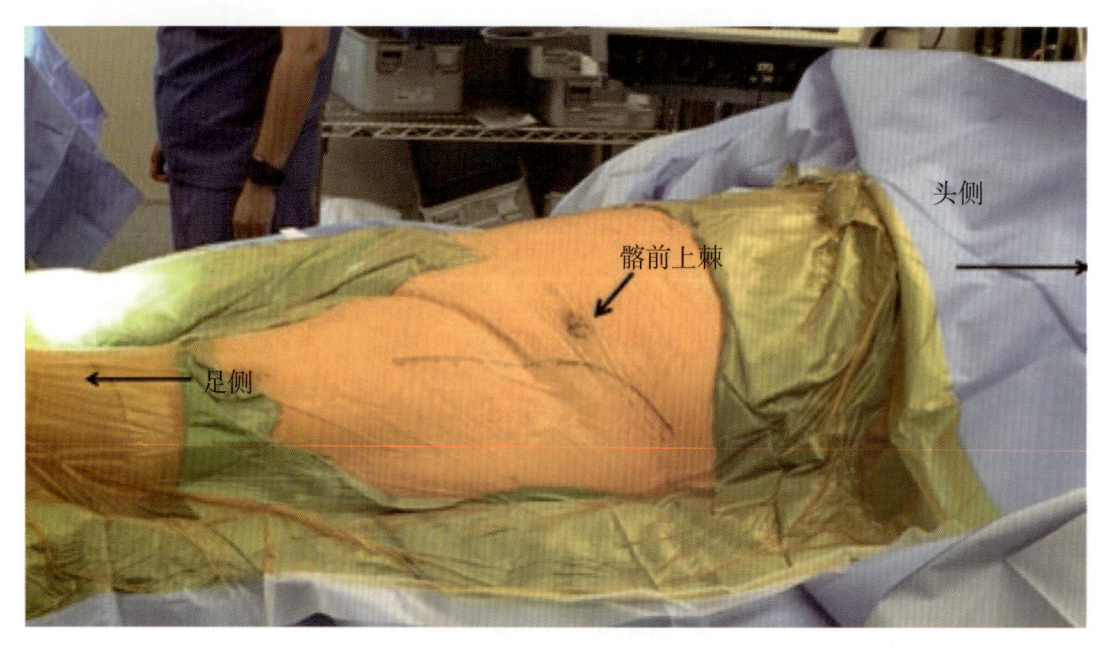

▲ 图 2-8 髂前上棘外侧弧形切口

远端与阔筋膜张肌纤维平行，近端沿髂嵴走行（经 R.Adams Cowley Shock 创伤中心许可使用）

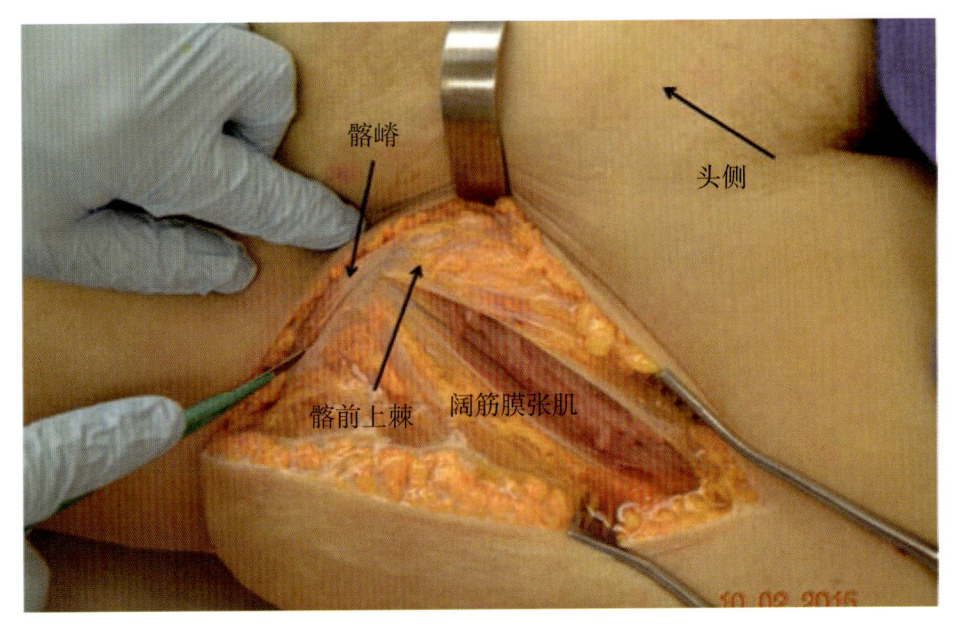

▲ 图 2-9　手术浅表分离
显示深筋膜切口经过阔筋膜张肌和显露的阔筋膜张肌肌腹（经 R.Adams Cowley Shock 创伤中心许可使用）

显露髋关节后，向近端剥离，骨膜下松解髂腹股沟韧带（图 2-10）。也可以进行髂前上棘截骨。如果不截骨，用爱惜邦缝线标记韧带，以便手术结束时修复。将髂肌从髂骨内板剥离，同时屈髋屈膝，这样可缓解神经肌肉结构的张力，以便安全地将拉钩置入真骨盆（图 2-11）。可在此时进行髂前下棘截骨以松解股直肌止点，虽然很少需要如此。

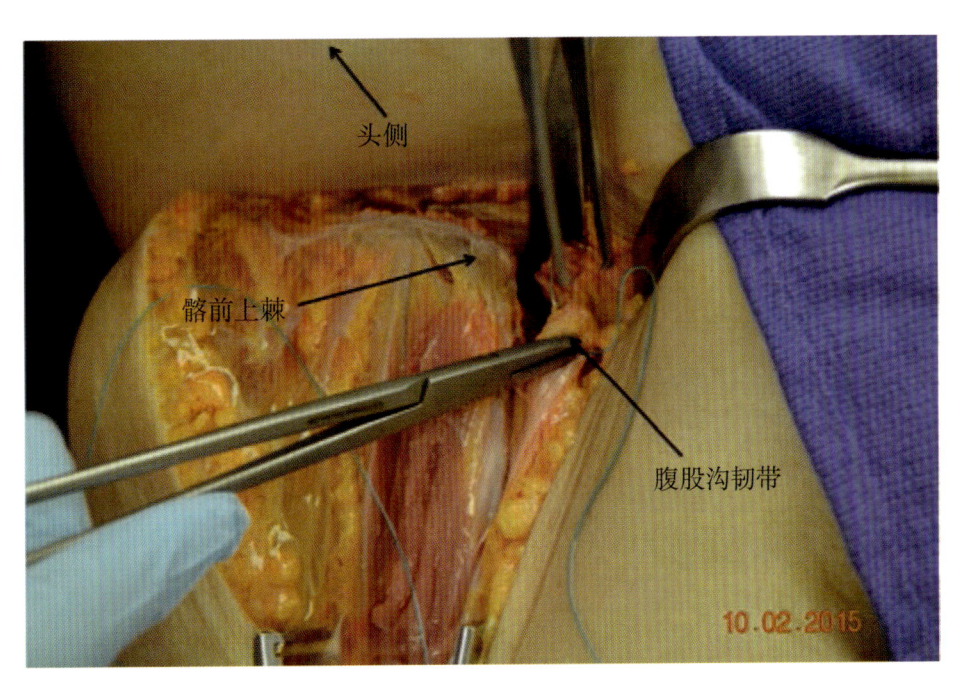

▲ 图 2-10　骨膜下剥离
缝线标记腹股沟韧带，也可以在此时进行髂前上棘截骨，然后用 3.5mm 拉力螺钉修复（经 R.Adams Cowley Shock 创伤中心许可使用）

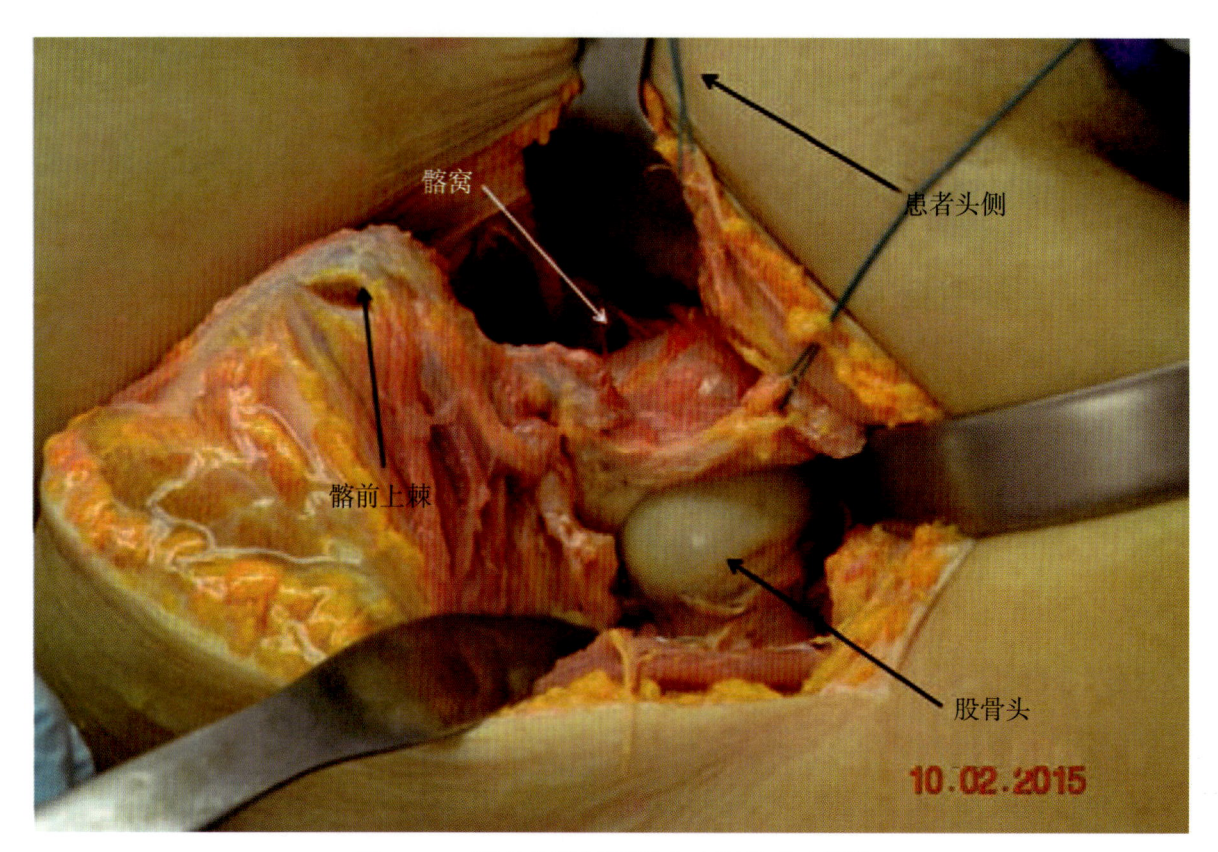

▲ 图 2-11 髋关节囊切开及内表面的术中图像
翻转腹股沟韧带后可在真骨盆放置骨盆内拉钩（经 R.Adams Cowley Shock 创伤中心许可使用）

接下来是获得骨盆的骨性稳定。与正常髋关节的髋臼 ORIF 不同的是，此时不需要解剖复位骨折，目的是为髋臼假体提供稳定的支撑。因此，一般一块 3.5mm 的骨盆重建钢板就足够了，平行于四边体表面，在髋臼窝的内侧放置螺钉。此外，可将长的 3.5mm 的螺钉拧入后柱，这可以提供额外的稳定或者固定无移位的后柱骨折（图 2-12）。

骨盆固定好后，如前文所述进行髋臼假体植入操作。

与直接前路类似，这类患者的股骨手术准备也很困难。用敷料卷垫在躯干及骨盆下使之抬高，过度伸展髋关节，使股骨向前方抬起。根据需要进行标准的后侧松解以显露股骨，松解包括在股骨颈和大转子交汇处的"鞍区"剥离坐股韧带。根据选择的股骨假体做股骨准备。

然后安装试模测试并植入假体。作者通常保留关节囊，在此时用 5 号爱惜邦缝线将关节囊固定在臀中肌肌腱的下表面加以修复。如果腹股沟韧带已剥离，用 5 号爱惜邦缝线进行骨膜下修复；如果已进行髂前上棘截骨，用 3.5mm 拉力螺钉修复。放置引流管，逐层关闭伤口。

术后护理与后入路相同。术后至少 3 个月内保护性负重，之后逐渐弃拐行走。

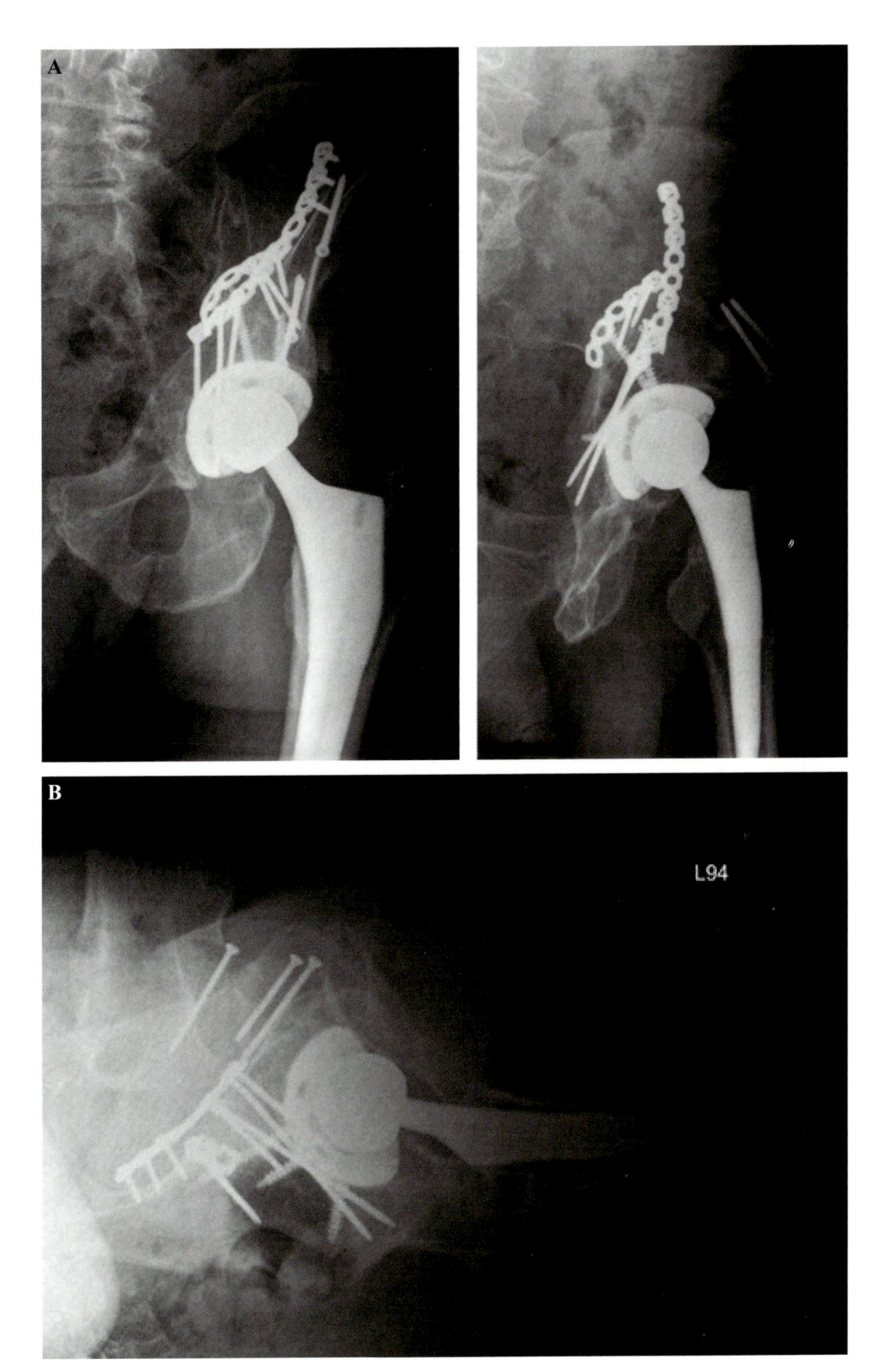

▲ 图 2-12　术后正位、髂骨斜位以及闭孔斜位 X 线图像

A、B：术后正位、髂骨斜位以及闭孔斜位片图，显示多孔的翻修髋臼假体、固定假体的螺钉以及前柱固定。两枚长的 3.5mm 螺钉经钢板固定至后柱。此外，通过髂前上棘和髂前下棘截骨帮助术中显露（经 R.Adams Cowley Shock 创伤中心许可使用）

六、联合切开复位内固定和全髋关节置换术治疗假体周围骨折的结果

联合 ORIF 和 THA 术后并发症与 THA 术后并发症类似，包括脱位、感染、异位骨化、下肢不等长和血栓。其他并发症包括髋臼骨折不愈合和晚期假体下沉导致关节不稳[3-8]。

异位骨化是髋臼术后的一个常见问题。2013 年一项荟萃分析显示，因髋臼骨折进行 THA 术后的异位骨化发生率为 38%[9]。一些作者认为后侧入路和广泛显露术野比前侧入路发生异位骨化更常见。在我们医院，通常采用后侧入路，在术后接受单剂量放疗来预防异位骨化。

报道的髋臼骨折经联合 ORIF 和 THA 治疗的术后脱位率高于标准的 THA[8]。文献报道发生率为 2%～4%[10]。采用后侧入路时应告诉患者预防髋关节脱位的注意事项。患者通常能够遵守这些预防措施，一般不需要支具固定。我们在采用后侧入路时，在保证假体固定的同时尽量确保前倾位置正确，同时将关节囊及短外旋肌群缝合在臀中肌肌腱上，以最大限度地保证关节的稳定性。

七、要点

髋臼假体周围骨折的治疗具有挑战性，这需要以下两方面技术的结合：对骨盆骨性稳定的理解和重建以及髋关节翻修。手术入路应与预计的固定方式/翻修策略保持一致。髋臼假体周围骨折的手术结果与其他全髋关节翻修术的结果类似，但术后患肢需保护性负重，这会导致康复期延长[5, 6, 11]。手术的目标包括早期负重和尽量减少患病率和死亡率[4]。治疗这些病例需要计划、经验和效率，以将并发症减至最少。这些手术只应该在这两个领域都有专家的医疗机构中进行，而且通常需要两个手术小组：一个小组完成骨盆固定，另一个小组进行关节翻修。

参考文献

[1] Beaule PE, Griffin DB, Matta JM. The Levine anterior approach for total hip replacement as the treatment for an acute acetabular fracture. J Orthop Trauma. 2004;18:623–9.

[2] Levine MA. A treatment of central fractures of the acetabulum. J Bone Joint Surg. 1943;XXV:5.

[3] Carroll EA, Huber FG, Goldman AT, et al. Treatment of acetabular fractures in an older population. J Orthop Trauma. 2010;24:637–44.

[4] Matta JM. The goal of acetabular fracture surgery. J Orthop Trauma. 1996;10:586.

[5] Mears DC. Surgical treatment of acetabular fractures in elderly patients with osteoporotic bone. J Am Acad Orthop Surg. 1999;7:128–41.

[6] Mears DC, Velyvis JH, Chang CP. Displaced acetabular fractures managed operatively: indicators of outcome. Clin Orthop Relat Res. 2003;407:173–86.

[7] Sheth D, Cafri G, Inacio MC, Paxton EW, Namba RS. Anterior and anterolateral approaches for THA are associated with lower dislocation risk without higher revision risk. Clin Orthop Relat Res. 2015;473:3401–8.

[8] Weber M, Berry DJ, Harmsen WS. Total hip arthroplasty after operative treatment of an acetabular fracture. J Bone Joint Surg Am. 1998;80:1295–305.

[9] Chemaly O, Hebert-Davies J, Rouleau DM, Benoit B, Laflamme GY. Heterotopic ossification following total hip replacement for acetabular fractures. Bone Joint J. 2013;95-B:95–100.

[10] Jimenez ML, Tile M, Schenk RS. Total hip replacement after acetabular fracture. Orthop Clin North Am. 1997;28:435–46.

[11] Kreder HJ, Rozen N, Borkhoff CM, et al. Determinants of functional outcome after simple and complex acetabular fractures involving the posterior wall. J Bone Joint Surg. 2006;88:776–82.

第3章

Periprosthetic Fractures About the Acetabulum: Management of the Loose Component
髋臼假体周围骨折：假体松动的处理

Tori A. Edmiston，P. Maxwell Courtney，Brett R. Levine，著

李 睿，郝立波，译

髋臼假体周围骨折是 THA 术后罕见且难以处理的损伤，可发生在手术期间、术后早期或术后长期随访期间。这类骨折之所以复杂，主要跟多种局部原因有关，包括：假体稳定性、先前去除的骨量（不清楚初次置换时的情况）、髋臼背侧骨溶解以及假体周围应力遮挡。假体周围髋臼骨折发生的时间表常能提示潜在的损伤原因。THA 术后髋臼骨折最早报道于 1972 年，所有非手术治疗的病例均发展为骨不连续并在随后进行关节切除成形术[1]。尽管既往髋臼假体周围骨折患者的预后较差，但随着假体技术更新、关节翻修及骨折处理原则的改进，这些患者的预后得到了改善。

初次 THA 中非骨水泥髋臼假体的使用率急剧增加，这可以解释为什么过去几十年来髋臼假体周围骨折显著增加。本章将重点介绍髋臼假体周围骨折的发病率、病因、分型和治疗策略。由于目前缺乏大型的前瞻性研究，我们将回顾髋臼假体周围骨折的现有数据以及治疗此类损伤的各种方法。随着每年在美国进行的 THA 手术数量的增加以及患者人群向更年轻、更有活力的方向转化，未来骨科医生面对此类损伤的机会也将越来越多。

一、发病率

术中髋臼假体周围骨折在文献中鲜有报道。既往报道这种骨折在 THA 病例中发生率不到 1%[2, 3]。Haidukewych 等发现非骨水泥组件髋臼骨折的发生率为 0.4%[4]。然而，最近一项研究发现，隐匿性髋臼假体周围骨折的发生率可能更高，在 486 例初次 THA 患者的术后 CT 扫描中发现，骨折的发生率为 8.4%[5]。根据临床经验，由于稳定的髋臼假体周围可能存在未被注意到的轻微损伤，术中骨折发生率可能在 2%~4%。最常见的是外周骨壁（或外周骨赘）骨折（2%~3%），对髋臼假体的稳定性或术后处理没有任何影响。在很少一部分病例中（<1%），骨折可在手术中被发现并需要更换臼杯和（或）需要钢板固定。

目前难以准确估计术后早期或晚期髋臼假体周围骨折的发生率，对这些损伤进行诊断和分类困难是难以确定准确发生率的主要原因。一项研究报道早期或晚期骨折的总发生率为 0.07%[6]。在另一项研究中，髋臼假体周围骨折占所有髋关节翻修病例的 3.8%[7]。其余文献报道的数据多为小样本系列研究和个案报道[8-13]。

二、病因学

髋臼假体周围骨折的病因各不相同，主要取决于骨折的时间[14]。术中发生假体周围骨折的原因包括非骨水泥固定、过度磨锉、牵开器放置错误、体重指数（body mass index，BMI）> 40kg/m^2，以及包括类风湿关节炎、Paget 病、骨质溶解症或既往骨盆放射史在内的骨质异常[7, 16, 17]。外上壁是髋臼隐匿性假体周围骨折的最常见位置[5]。在非骨水泥固定方式出现前，使用骨水泥固定的髋臼假体几乎不存在术中骨折。这在尸体模型中已经证实，减少 2mm 磨锉可导致约 13% 的假体周围骨折发生率，而减少 4mm 会使假体周围骨折发生率增加至 54%[18]。髋臼骨折也可能由假体的过度压配和（或）用力敲击引起，常见于一体式假体和钴铬假体[15, 19]。椭圆一体式假体的周围骨折发生率最高，为 3.5%，而半球形假体的周围骨折发生率为 0.09%[4]。

术后髋臼假体周围骨折可发生于术后早期或晚期。这些骨折通常由假体设计不良、被忽略的术中骨折、创伤以及任何原因造成的髋臼骨丢失引起。骨溶解、应力遮挡和对 THA 磨屑的不良局部组织反应可能是髋臼骨丢失的原因。当术后患者开始活动时，被忽略的术中骨折可能变得更加明显。任何原因造成的骨丢失会导致自发性或低能量骨折的风险增加。一些植入物设计不合理，不能有效地进行骨整合，导致假体早期松动、移位和（或）随后的髋臼骨折（图 3-1）。这些类型的骨折往往更难处理，因为骨折范围可能比预想得更大，且通常伴发髋臼骨缺损。表 3-1 详细列出了基于发生时机的髋臼假体周围骨折的病因学。

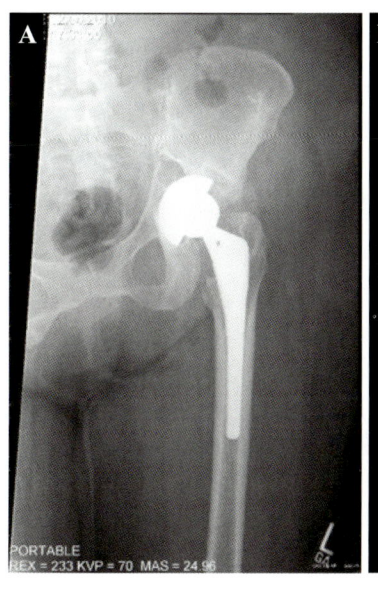

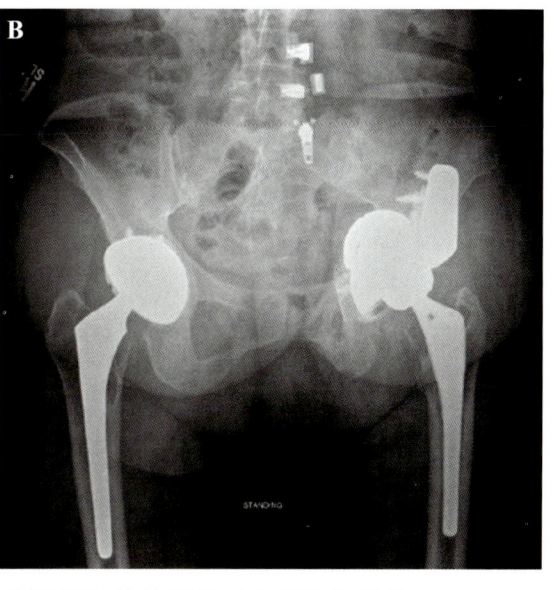

▲ 图 3-1　因聚乙烯磨损行髋关节翻修后臼杯移入骨盆

A. 术中对髋臼假体进行了翻修，在没有足量骨床的情况下放置了一个新臼杯；没有用螺钉固定导致早期假体移入骨盆；B. 患者随后因假体松动、骨盆不连续和假体周围髋臼骨折而需要再次翻修髋臼假体。由于磨锉髋臼、骨溶解和先前的应力遮挡导致骨缺损严重，需要多个支撑加强块和植骨进行重建

表 3-1　假体周围髋臼骨折的病因 – 时间关系

术　中	术后早期	术后晚期
过度用力锤击髋臼假体 　减小磨锉＞ 2mm 　高硬度材料假体 　偏心磨锉 　过度磨锉	假体松动并继发骨折 　设计不良（型号记录偏差） 　植入位置不理想	髋臼骨丢失 　骨溶解 　应力遮挡 　局部组织不良反应
过度牵拉导致医源性髋臼壁骨折	外伤	假体周围应力性骨折
	未发现的术中骨折	外伤

三、诊断

通常，急性髋臼假体周围骨折可通过常规平片检查进行诊断，包括骨盆正位片，患侧髋关节正位片、蛙式位片和侧位片。通过 Judet 位片或假斜位片可以帮助

识别更细微的骨折，并更好地评估前后柱的完整性。通常需要对上述多种检查进行详细分析，才能对髋臼骨折和邻近的骨缺损进行恰当的分类。系列 X 线片检查有助于评估假体的稳定性和宿主骨以前的骨量。CT 扫描检查可用于评估假体背侧的骨溶解、邻近的骨盆损伤，并在必要时更详细地观察骨折模式（当有疑问时，更多信息更有助于判断）。在急性骨折时，核素扫描可能难以区分假体松动和局部骨折，不建议常规使用。磁共振成像（magnetic resonance imaging，MRI）和其他先进的成像技术对损伤分类而言通常不是必需的，并且对后续的最终决策几乎没有影响。

四、分型系统

文献中有几种用于髋臼假体周围骨折的分型系统。大多数都关注假体的稳定性、骨量和髋臼的完整性，因为这些因素直接影响骨折和髋臼假体的处理。一个良好的分型系统应该在指导治疗时具有很高的观察者间和观察者内可靠性。然而，目前关于最佳分型仍然没有达成共识，作者建议每个医生可采用自己认为最有助于指导治疗决策的分型方法。Peterson 和 Lewallen 首先报道了 11 例预后较差的髋臼假体周围骨折患者[6]。他们最初将这些骨折分为两类：Ⅰ型：髋臼假体在临床上和影像学上都稳定；Ⅱ型：假体松动。假体的稳定性仍然是任何髋臼假体骨折分型系统的关键依据之一，并且通常是制定这些病例治疗方案决策的第一步。这些骨折可以根据其发生时间进一步分类：包括术中、术后早期和术后晚期。文献中报道的其他髋臼假体周围骨折分型系统详述如下。

（一）Della Valle 分型[20]

- Ⅰ型骨折——在手术中植入假体时发生。
  - A 型：髋臼假体稳定无移位。
  - B 型：术中确诊的移位骨折。
  - C 型：术后确诊骨折。
- Ⅱ型骨折——取出假体时发生。
  - A 型：伴随的骨丢失 < 50%。
  - B 型：伴随的骨丢失 > 50%。
- Ⅲ型骨折——创伤性骨折。

Ａ型：假体稳定。

Ｂ型：假体不稳定。

- Ⅳ型——自发性骨折。

    Ａ型：骨丢失＜ 50%。

    Ｂ型：骨丢失＞ 50%。

- Ⅴ型——骨盆不连续。

    Ａ型：骨丢失＜ 50%。

    Ｂ型：骨丢失＞ 50%。

    Ｃ型：骨盆有放射史。

Callaghan 将术中骨折分为以下 4 种类型[21]。

- 前壁。
- 横行。
- 下唇。
- 后壁。

Davidson 等的改良 Vancouver 分型如下[22]。

- Ⅰ型——非移位骨折，假体稳定。
- Ⅱ型——非移位骨折，影响重建的稳定性。
- Ⅲ型——移位骨折。

Duncan 等的统一分类系统（AO 分类）如下[23]。

- Ⅳ 6 型——假体周围骨盆骨折

    Ａ型——骨突骨折或软组织附着部位的骨折（A_1 型，髂前上棘或髂前下棘；A_2 型，坐骨结节）。

    Ｂ型——假体周围骨折，与假体邻近（B_1 型，臼杯固定良好；B_2 型，内植物松动；B_3 型，内植物松动，骨质较差）。

    Ｃ型——包含臼杯的骨发生骨折，但不在假体背侧和周缘区。

    Ｄ型——两套假体之间的支撑骨发生的骨折。

    Ｅ型——支撑同一套假体的两个骨都发生骨折。

    Ｆ型——自身未置换，但是面向假体或与假体相关节的部位骨折。

一些早期和大多数晚期的假体周围骨折会伴有明显的骨缺损。了解晚期骨折的骨缺损至关重要，因为这通常会指导医生调整患者的治疗方案。急性骨折与那些后期发生的因骨溶解和局部应力遮挡造成的骨折截然不同。后者通常没有自发性骨愈合的可能，特别是当存在明显的臼杯背侧骨溶解时。应遵循翻修 THA 的原则以及

Paprosky 分型进行治疗，详见下文[20]。

（二）Paprosky 分型

髋臼骨的替代标志如下。

(1) Kohler 线：代表内侧壁和前上柱的完整性。

(2) 坐骨骨溶解：代表后壁和后柱的完整性。

(3) 泪滴：代表内侧壁和前后柱下半部分的完整性。

(4) 髋臼中心上移：代表臼顶的完整性。

Ⅰ型

(1) 无明显移位。

(2) 无坐骨骨溶解。

(3) 无泪滴骨溶解。

(4) Kohler 线未被侵及。

Ⅱ型

(1) 髋臼中心上移距泪滴连线 < 3cm。

(2) 没有严重的坐骨骨溶解（溶解区距泪滴连线 < 7 mm）。

(3) 轻度泪滴骨溶解。

(4) 根据内移的模式分为 A、B 和 C 三个亚型。

　① Ⅱ A：上方和内侧骨丢失。

　② Ⅱ B：非包容性，臼顶的臼缘受累范围 < 1/3。

　③ Ⅱ C：内侧骨丢失。

至少有 50% 的宿主骨与臼杯接触。

Ⅲ型

(1) Ⅲ A 型缺损

　① 臼杯接触面积超过 40%～60%。

　② "向上和向外"缺损。

　③ 自泪滴上移 > 3cm。

　④ 轻度至中度坐骨骨溶解。

　⑤ 泪滴部分破坏。

　⑥ 髂坐骨线和髂耻线完整。

(2) ⅢB 型缺损

① 臼杯接触面积＜ 40%。

② "向上和向内"缺损。

③ 自泪滴上移＞ 3cm。

④ 广泛的坐骨骨溶解。

⑤ 泪滴完全破坏。

⑥ 移位至 Kohler 线内侧。

⑦ 可能有骨盆不连续。

五、治疗

治疗这些损伤可能很困难，并且首先确定假体是否松动很重要。如果假体没有松动，那么损伤可以按照骨折来治疗，而如果假体已经移位，则需要遵循翻修 THA 的原则。尽管都是寻求解剖复位和恢复功能，但假体周围骨折处理与翻修 THA 的原则截然不同。影响治疗和预后最关键的因素之一是髋臼的完整性。与自然髋关节不同，必须在术中充分评估髋臼柱的完整性，因为可能存在骨溶解和（或）应力遮挡，并且假体本身通常会掩盖髋臼破坏的范围和严重程度。制定治疗方案时（图 3-2），最好按骨折发生时间、假体稳定性、髋臼柱的完整性和剩余骨量对骨折进行分类。假体周围髋臼骨折治疗方案见表 3-2。

表 3-2 假体周围髋臼骨折治疗方案

仅观察	髋臼翻修和骨折固定
术后早期的非移位骨折 TDWB（保护）8～12 周，密切观察	术后早期的移位骨折或假体不稳定，术后晚期骨折加用髋臼螺钉 考虑改用"大杯" 髋臼骨折进行 ORIF 和髋臼假体翻修 如果骨密度不足可考虑用磨下的骨质植骨 TDWB（保护）8～12 周

TDWB. 接触负重（touch-down weight-bearing）

```
                        髋臼假体周围骨折
                              │
        ┌─────────────────────┼─────────────────────┐
       围术期                 创伤性                  溶骨性
     ┌───┴───┐             ┌───┴───┐             ┌───┴───┐
    稳定    不稳定          稳定    不稳定         骨质良好   骨质差
     │       │              │       │              │        │
   螺钉固  柱钢板翻        保护重量  柱钢板         通过柱钢    楔形垫块，三翼
   定臼杯  修臼杯            │     抗内突环         板加压       假体，高多孔金
                             │     多孔金属臼杯     或抗内        属杯，Cup-cage，
                             │                     突环          插座形臼杯或用
                     ┌───────┴───────┐              │            三翼假体或大杯
                  骨折整体牢固    骨折整体不牢固      │             进行撑开
                     │                           ┌──┴──┐
                  ┌──┴──┐                       小的包   小的非
                 稳定   臼杯继发松动              容性缺损 包容性缺损
                         │                        │       │
                       翻修臼杯                  同种异体   骨移植或楔形垫块，
                                                骨植骨，   三翼假体，高度多孔
                                                翻修臼杯   金属臼杯
```

▲ 图 3-2 假体周围髋臼骨折处理方案

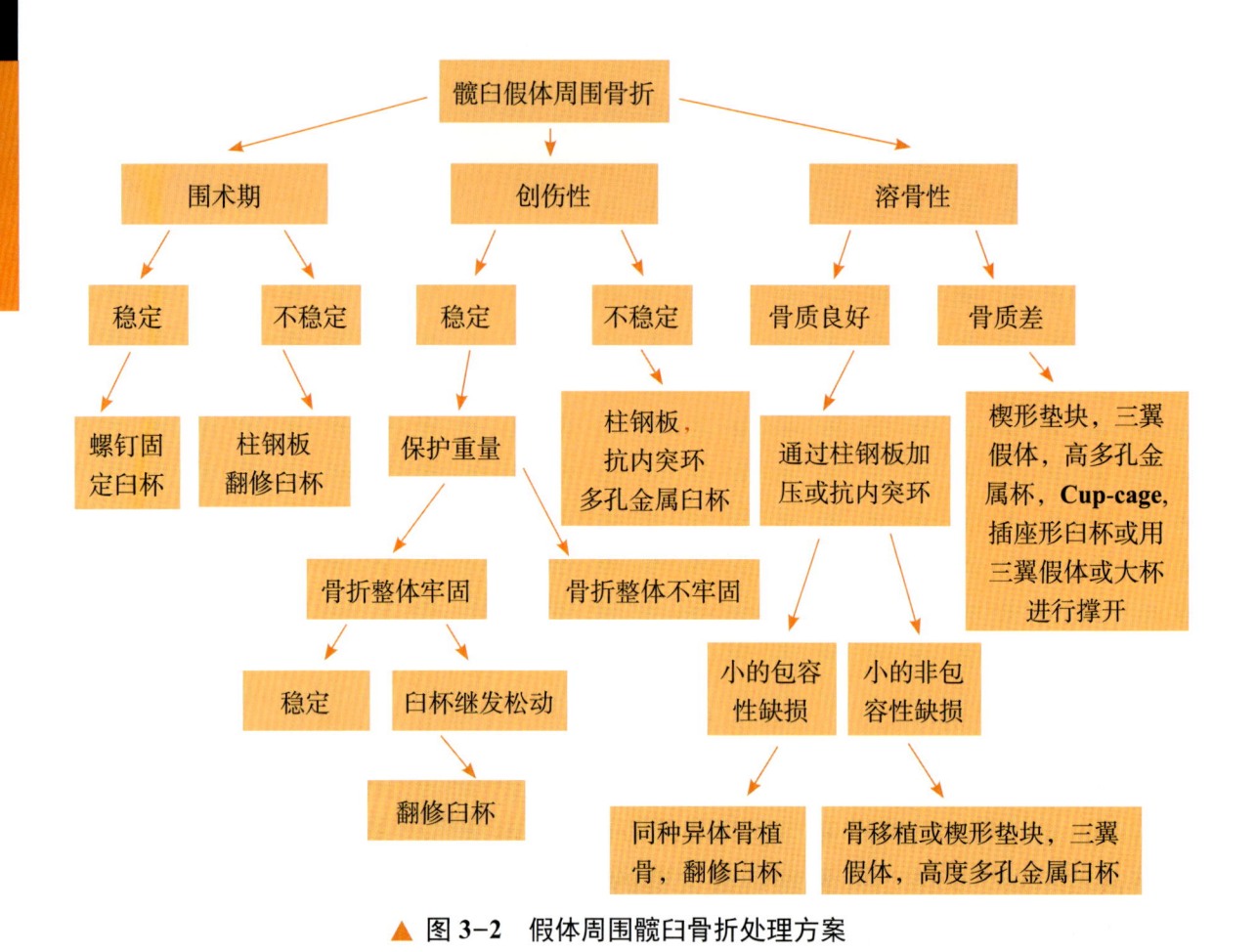

病例 1：72 岁老年女性患者，左髋 THA 术后 2 年，左髋部疼痛，曾两侧出现髋关节不稳。X 线片显示髋臼假体后倾，实验室感染标志物阴性（图 3-3A）。患者选择行髋臼翻修术。术中，在植入髋臼假体的击打过程中发生髋臼假体周围骨折。术中发现臼杯严重不稳。

术中骨折通常由用力击打假体导致，而且手术期间常常未被发现。最常见的类型是髋臼周缘骨折，然而前后柱骨折和横行骨折也可发生[24]。如果术中未被发现，这些骨折可继续发展，导致臼杯移位、内突，甚至导致骨盆不连续。因此，即使是看起来简单的翻修手术和初次置换手术，也应避免过度牵拉或随意放置髋臼周围牵开器，以避免医源性髋臼壁骨折或更严重的前后柱骨折，这是很重要的。对术中骨折保持高度警惕并时刻加以确认是关键。如果髋臼假体稳定，骨折没有移位，可以将臼杯保留在原位并在术后嘱患者进行保护性负重。如果假体不稳定，应考虑使用骨盆重建钢板进行 ORIF（图 3-3B），用股骨头作自体植骨，植入多孔半球形臼杯并用螺钉辅助固定。重要的是能够用骨盆的前下方和后下方的骨质固定住髋臼假体。作为急性骨盆不连续的最后手段，可以考虑使用 cup-cage 重建。术后康复方

案应包括足趾着地部分负重 6～12 周，并进行密切的临床和影像学随访。

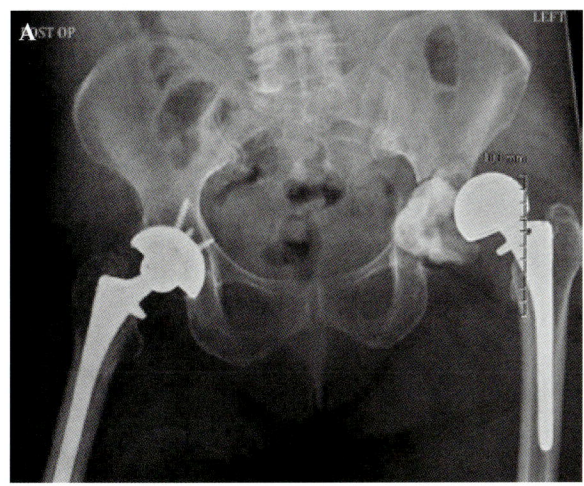

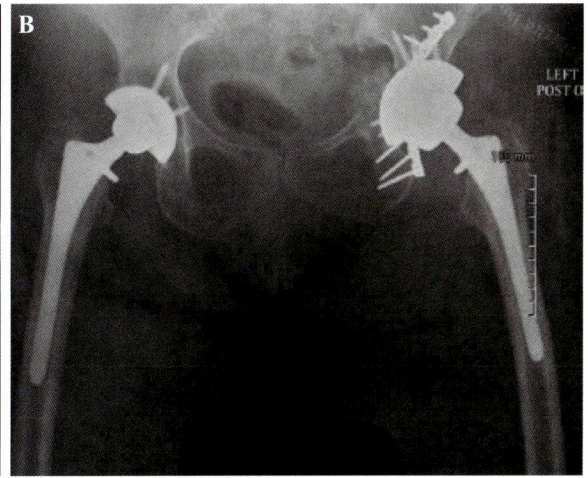

▲ 图 3-3　72 岁老年女性患者左髋 THA 术后 2 年 X 线图像

A. 术后骨盆正位 X 线片示术中左侧髋臼假体周围骨折；B. 患者第二天早晨返回手术室行后柱切开复位内固定术，并植入多孔半球形臼杯

病例 2：47 岁女性患者，在 THA 术后 48 小时内因髋关节不稳而进行翻修手术。在翻修臼杯时发现骨盆骨折，但选择非手术治疗。在随后的 8 个月内，患者持续疼痛并且髋臼假体移位到骨盆中（图 3-4A、B）。

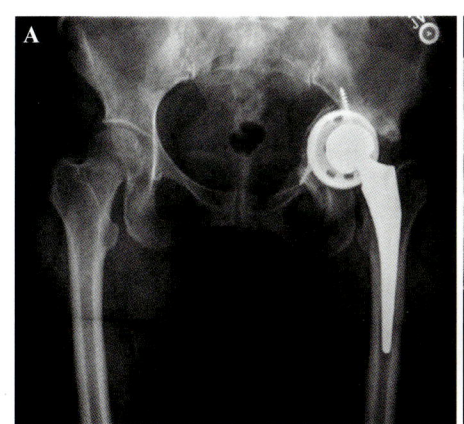

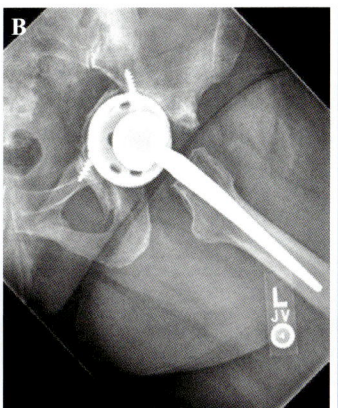

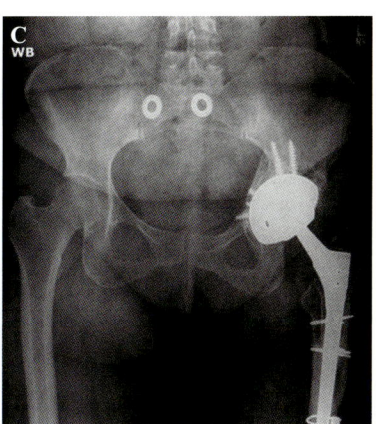

▲ 图 3-4　47 岁女性患者 THA 术后 X 线图像

A、B. 术前 X 线片显示急性假体周围骨折，经非手术治疗后假体移位进入骨盆；C. 术后 X 线片显示假体周围骨折、骨盆不连续和髋臼假体松动的治疗结果。该病例选择 THA 翻修，大的髋臼骨缺损用异体骨植骨填充

对于术后早期发生的急性髋臼假体周围骨折，必须评估假体的稳定性。本例患者，最初对髋臼假体进行了翻修，尽管发现有骨盆骨折，但感觉假体仍然稳定。但是臼杯随后逐渐移位到骨盆中，在翻修时术中发现假体不稳定，采用多孔螺钉的翻修杯获得牢固固定，虽然有多处骨缺损处（图 3-4C）。根据后续 X 线检查，大的内侧缺损用异体颗粒植骨填充，随访 X 线片显示植骨处牢固结实，如图 3-4C 所示。用移植骨来恢复骨盆骨量是一种可行的选择；然而，臼杯必须稳定，这样才能获得

骨整合。本例患者由于存在反应性硬化骨，骨缺损属于部分包容性缺损，从而可以包裹住植骨块并使之牢固。如果是非包容性缺损，在这种情况下植骨会更加困难。如果髋臼假体松动，治疗方式包括翻修成超大杯，用或不用钢板和（或）髋臼加强块。可以用 cup-cage，也可以用加强环或定制三翼假体加结构性植骨。无论选择何种治疗方式，在术后 10～12 周内采取保护性负重，直到在完全负重时能够耐受疼痛是关键，同时应进行密切的临床观察和放射学随访。

病例 3：73 岁老年女性患者，初次 THA 后出现非创伤性左髋疼痛。经康复治疗后疼痛进展，并发展到出现急性骨盆不连续而转诊进行治疗。术前 X 线片显示假体向骨盆内移位；但是，未被发现的是在初次全髋置换时，由于偏心性磨锉髋臼而导致骨盆后柱大量骨缺损。

在术后晚期髋臼假体周围骨折中，患者的典型表现是存在骨溶解和应力遮挡。医生应该意识到假体周围骨质可能很差，缺损可能比看起来的要大。钢板固定骨折的处理原则对这些患者几乎没用，应在髋臼缺损分型系统下进行关节翻修术。如果选择翻修手术，医生在磨锉髋臼时应该非常谨慎，因为骨量有限。为了获得较好的治疗效果，应将髋臼假体同时固定在骨盆上半部和下半部的骨上（图 3-5）。某些病例，医生可能需要分别治疗骨丢失和骨折，治疗方式包括植骨或加强块填充骨溶解、固定骨折（可能需要分期进行），如果骨折不太可能愈合，则应用髋臼撑开术。在磨锉髋臼时髋臼锉应该比髋臼小 4～8mm，楔形植入臼杯，撑开半骨盆。韧带张力会使臼杯获得合适的压配并起到内钢板的作用。如 Petersen 和 Lewallen[6] 报道的那样，尽管许多假体需要翻修，但是稳定的假体可以保留，通过非手术治疗获得愈合。

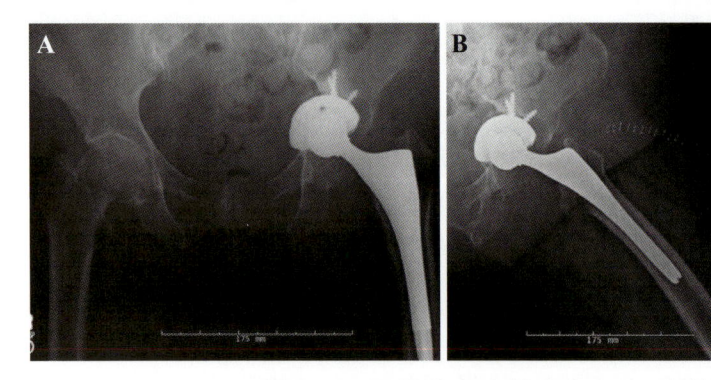

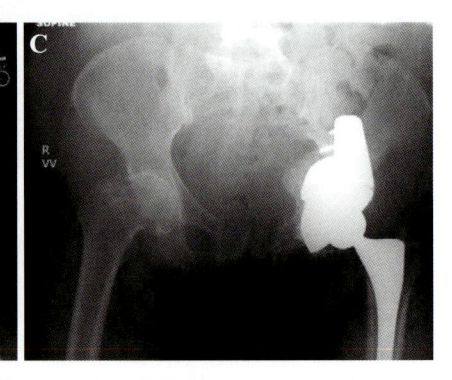

▲ **图 3-5** 73 岁老年女性患者 THA 翻修术前、术后 X 线图像
A、B. 术前 X 线片显示晚期的髋臼假体骨折并突出至骨盆内；C. 晚期髋臼假体周围骨折并伴有假体向骨盆内突出患者的术后 X 线片。该患者行髋关节翻修术治疗，用多个加强块、后上方支撑加强块、多螺钉孔半球形翻修大杯、多枚螺钉固定和异体颗粒骨植骨获得最佳的重建

无论骨折置换还是关节置换的原则如何，总体目标是最大限度地恢复髋关节功能，并最大限度地减少术中或以后发生并发症的可能性，基本目标是实现骨折柱的

固定，恢复旋转中心，尽可能复位骨折并在需要时填补骨缺损。治疗髋臼假体周围骨折的基本原则是，前后柱必须获得足够的稳定以支撑髋臼假体并防止骨－假体表面处的任何微动。为了获得正确的假体植入位置，无论是否对骨质进行增强，都必须有足够的骨量可用。

六、结果

文献报道的结果如下（表 3-3）。

- Sharkey 及其同事报道了 13 例骨折。6 例通过辅助螺钉固定治疗；1 例看起来骨折稳定，通过改变活动方式和保护性负重进行治疗；另外 2 例接受了治疗，没有对术后方案进行任何改变；4 例在术后发现骨折，影像学证据都显示假体松动，其中 2 例需要翻修[25]。

表 3-3 髋臼假体周围骨折手术治疗结果

研 究	早期－晚期骨折	例 数	分 类	治疗方案	平均随访时间	结 果
Sharkey 等[25]	术中和术后早期	13 例患者	术前诊断：6 例骨关节炎，2 例类风湿关节炎，3 例血管性坏死；1 例髋关节骨折不愈合，1 例髋关节发育不良	6 例采用辅助螺钉固定 1 例改变活动方式和 TDWB 2 例无变化 2 例需要翻修		术后发现的 4 例骨折患者，影像学都提示松动，其中 2 例需要翻修
Laflamme 等[32]	术中和术后早期	32 例患者	11 例稳定（Ⅰ型）。12 例不稳定（Ⅱ型），术中漏诊（Ⅲ型）	稳定的假体 不稳定的假体采用辅助固定		Ⅰ型均无失败 未行后柱钢板固定的病例存在骨折不愈合和骨折移位 Ⅲ型再手术率最高 前柱骨折可接受，后柱骨折失败率为 67%
Della Valle 等[20]	术中		非移位骨折 假体稳定 vs 不稳定	非手术治疗调整或不调整术后康复 vs 基于关节柱的稳定性决定辅助固定或骨折固定		

（续　表）

研　究	早期-晚期骨折	例　数	分　类	治疗方案	平均随访时间	结　果
Zettl 等[33]	术后早期	8 例患者	稳定 vs 不稳定+关节柱缺损	如需前柱重建时，采用微创技术保留稳定的髋臼假体	1 年	无翻修或软组织并发症
Peterson 和 Lewallen[6]	术后晚期	11 例患者	5 例为内壁骨折，3 例后柱骨折，2 例横行骨折，1 例前柱骨折 6 处骨折移位≥2mm Ⅰ型：稳定（8 例患者），Ⅱ型：不稳定（3 例患者）	稳定的假体进行非手术治疗 不稳定假体进行没有辅助钢板固定的髋臼假体翻修	62 个月	80% 需要修复手术
Haidukewych 等[4]	术中	0.4% 的骨折发生率，17 例髋/21 例髋稳定，	稳定 vs 不稳定	不稳定假体辅以螺钉固定		椭圆形一体式臼杯并发症率最高：3.5% vs 半球形为 0.09%
Barlow 等[26]	术后晚期	63 例患者	Paprosky Ⅲb 型	定制三翼杯	4.32 个月	髋关节中心倾向于外移失败率为 13.5%
Wind 等[29]	术后晚期	19 例髋	Paprosky Ⅲa/Ⅲb 型	三翼杯	31 个月	成功率 60%~80%，关节不稳、神经损伤和并发症并不少见
Meneghini 等[28]	术后晚期	8 例患者	均为 Paprosky 3A 型或 3B 型骨缺损	支撑加强块	16.5 个月	无翻修，1 例髂骨翼骨折
Brown 等[29]	术后晚期	31 例患者	均为Ⅲa 型缺损	"7"字植骨	25 年	72% 的在位率
Zazgyva 等[30]	术后晚期	28 例患者，29 例髋	Paprosky Ⅱ型和Ⅲ型缺损	加强环和植骨	4.8 年	10 年在位为 85.2%
Mao 等[31]	术后晚期	26 例髋	Paprosky Ⅲ型缺损	定制 Cages	67 个月	无翻修，无影像学假体移位，1 例臼杯出现松动

- Peterson 和 Lewallen 建议对假体稳定的患者尝试非手术治疗；然而，这些患者中有 80% 需要翻修[6]。

- Barlow 等 2015 年报道 63 例使用定制三翼杯治疗的患者，随访超过 24 个月，失败率为 13.5%，髋关节旋转中心外移[26]。

- 三翼杯研究显示成功率为 60%~80%。臼杯不稳定、神经损伤和并发症并不少见[27]。

- Meneghini 等 2015 年的研究，8 例患者使用支撑加强块，其中 1 例髂骨翼骨折，随访 16.5 个月，无翻修[28]。
- Brown 等 2015 年的研究，"7"字形植骨，均为ⅢA 型缺损，随访 25 年，假体在位率 72%[29]。
- Zazgyva 等 2015 年的研究，29 例髋关节置换，随访 4.8 年，加强环和植骨，维持内侧壁骨量，10 年假体在位率为 85.2%[30]。
- Mao 等 2015 年的研究，定制 Cages，没有翻修，影像学显示没有臼杯移位；平均随访 67 个月，1 例臼杯松动[31]。

七、并发症

与任何手术一样，髋臼假体周围骨折进行复杂翻修术后有一定的并发症发生率。报道的并发症包括：骨折不愈合、因各种原因需进行再次翻修、关节不稳、神经损伤、假体松动、感染、出血和假体植入失败。在这类复杂病例中，髋关节不稳、神经损伤和其他并发症尤其不少见。掌握准确的并发症发生率很困难，因为宿主因素因人而异。然而，根据临床经验，如果将所有内科并发症（即肺炎、泌尿系感染、褥疮等）和骨科并发症（无菌性松动、感染、脱位、神经损伤等）都纳入进来，髋臼假体周围骨折在进行复杂翻修术后，并发症发生率为 20% ～ 30%。

八、结论

髋臼假体周围骨折是一种罕见但是具有潜在严重后果的 THA 并发症。髋臼假体周围骨折的表现差异很大：从创伤性急性不稳定骨折到慢性骨盆不连续性。对治疗应根据每个患者的具体情况、骨折成因和外科医生的技能/经验进行调整。通常，髋臼假体稳定的无移位早期骨折可以采用非手术治疗。当需要手术时，通常会因髋臼磨锉、骨溶解和应力遮挡造成的骨丢失而导致手术复杂化。这种复杂病例的解决方案通常需要多种技术和方法。髋臼柱的稳定性、髋臼的充分固定是至关重要的，并可减少或防止骨－假体界面的移位。其他目标包括对急性创伤造成的骨折进行复位和对慢性、磨损相关的骨折进行可能的撑开。无论采用何种重建方法处理假体松动的髋臼假体周围骨折，重要的是记住这些困难病例具有高并发症发生率，尽管患者报告治疗结果有所改善，但其可能无法与我们常见的初次 THA 的满意疗效相媲美。

☞ 参考文献

[1] Miller AJ. Late fracture of the acetabulum after total hip replacement. J Bone Joint Surg. 1972;54(4):600–6.

[2] McElfresh EC, Coventry MB. Femoral and pelvic fractures after total hip arthroplasty. J Bone Joint Surg Am. 1974;56(3): 483–92.

[3] Saleh KJ, Kassim R, Yoon P, Vorlicky LN. Complications of total hip arthroplasty. Am J Orthop (Belle Mead NJ). 2002;31(8):485.

[4] Haidukewych GJ, Jacofsky DJ, Hanssen AD, Lewallen DG. Intraoperative fractures of the acetabulum during primary total hip arthroplasty. J Bone Joint Surg Am. 2006;88(9):1952–6.

[5] Hasegawa K, Kabata T, Kajino Y, et al. Periprosthetic occult fractures of the acetabulum occur frequently during primary THA. Clin Othop Relat Res. 2017;475:484–94. https://doi.org/10.1007/s11999-016-5138-z.

[6] Peterson CA, Lewallen DG. Periprosthetic fracture of the acetabulum after total hip arthroplasty. J Bone Joint Surg Am. 1996;78(8):1206–13.

[7] Benazzo F, Formagnana M, Bargagliotti M, Perticarini L. Periprosthetic acetabular fractures. Int Orthop. 2015;39(10): 1959–63.

[8] Gelalis ID, Politis AN, Arnaoutoglou CM, Georgakopoulos N, Mitsiou D, Xenakis TA. Traumatic periprosthetic acetabular fracture treated by acute one-stage revision arthroplasty. A case report and review of the literature. Injury. 2010;41(4):421–4.

[9] Chatoo M, Parfitt J, Pearse MF. Periprosthetic acetabular fracture associated with extensive osteolysis. J Arthroplast. 1998;13(7):843–5.

[10] Gras F, Marintschev I, Klos K, Fujak A, Muckley T, Hofmann GO. Navigated percutaneous screw fixation of a periprosthetic acetabular fracture. J Arthroplasty. 2010;25(7):1169 e1161–4.

[11] Harvie P, Gundle R, Willett K. Traumatic periprosthetic acetabular fracture: life threatening haemorrhage and a novel method of acetabular reconstruction. Injury. 2004;35(8):819–22.

[12] Mahoney CR, Garvin KL. Periprosthetic acetabular stress fracture causing pelvic discontinuity. Orthopedics. 2002;25(1): 83–5.

[13] Salih S, Currall VA, Ward AJ, Chesser TJ. Survival of ceramic bearings in total hip replacement after high-energy trauma and periprosthetic acetabular fracture. J Bone Joint Surg. 2009;91(11):1533–5.

[14] Tantavisut S, Tanavalee A, Thanakit V, Ngarmukos S, Wilairatana V, Wangroongsub Y. Spontaneous acetabular periprosthetic fracture in a patient continuously having zoledronic acid. Clin Orthop Surg. 2014;6(3):358–60.

[15] Chitre A, Wynn Jones H, Shah N, Clayson A. Complications of total hip arthroplasty: periprosthetic fractures of the acetabulum. Curr Rev Muscoskelet Med. 2013;6(4):357–63.

[16] Zwartele RE, Witjes S, Doets HC, Stijnen T, Poll RG. Cementless total hip arthroplasty in rheumatoid arthritis: a systematic review of the literature. Arch Orthop Trauma Surg. 2012;132(4):535–46.

[17] McGrory BJ. Periprosthetic fracture of the acetabulum during total hip arthroplasty in a patient with Paget's disease. Am J Orthop. 1999;28(4):248–50.

[18] Kim YS, Callaghan JJ, Ahn PB, Brown TD. Fracture of the acetabulum during insertion of an oversized hemispherical component. J Bone Joint Surg Am. 1995;77(1):111–7.

[19] Takigami I, Ito Y, Mizoguchi T, Shimizu K. Pelvic discontinuity caused by acetabular over-reaming during primary total hip arthroplasty. Case Rep Orthop. 2011;2011:939202.

[20] Della Valle CJ, Momberger NG, Paprosky WG. Periprosthetic fractures of the acetabulum associated with a total hip arthroplasty. Instr Course Lect. 2003;52:281–90.

[21] Callaghan JJ, Kim YS, Pederson DR, Brown TD. Periprosthetic fractures of the acetabulum. Orthop Clin North Am. 1999;30(2):221–34.

[22] Davidson D, Pike J, Garbuz D, Duncan CP, Masri BA. Intraoperative periprosthetic fractures during total hip arthroplasty. Evaluation and management. J Bone Joint Surg Am. 2008;90(9):2000–12.

[23] Duncan CP, Haddad FS. The unified classification system (UCS): improving our understanding of periprosthetic fractures. Bone Joint J. 2014;96-B(6):713–6.

[24] Desai G, Ries MD. Early postoperative acetabular discontinuity after total hip arthroplasty. J Arthroplasty. 2011;26(8):1570 e1517–79.

[25] Sharkey PF, Hozack WJ, Callaghan JJ, et al. Acetabular fracture associated with cementless acetabular component insertion: a report of 13 cases. J Arthroplast. 1999;14(4):426–31.

[26] Barlow BT, Oi KK, Lee YY, Carli AV, Choi DS, Bostrom MP. Outcomes of custom flange acetabular components in revision total hip arthroplasty and predictors of failure. J Arthroplasty.

2016;31(5):1057–64. https://doi.org/10.1016/j.arth.2015.11.016. Epub 2015 Nov 26.

[27] Wind MA Jr, Swank ML, Sorger JI. Short-term results of a custom triflange acetabular component for massive acetabular bone loss in revision THA. Orthopedics. 2013;36(3):e260–5. https://doi.org/10.3928/01477447-20130222-11.

[28] Meneghini RM, Hull JR, Russo GS, Lieberman JR, Jiranek WA. Porous tantalum buttress augments for severe acetabular posterior column deficiency. Surg Technol Int. 2015;27:240–4.

[29] Brown NM, Morrison J, Sporer SM, Paprosky WG. The Use of Structural Distal Femoral Allograft for Acetabular Reconstruction of Paprosky Type ⅢA Defects at a Mean 21 Years of Follow-Up. J Arthroplasty. 2016;31(3):680–3.

[30] Zazgyva A, Zuh SG, Roman CO, Gergely I, Pop TS. Acetabular reconstruction with a reinforcement device and bone grafting in revision arthroplasty-a mean five years of follow-up. Int Orthop. 2016;40(8):1631–8.

[31] Li H, Qu X, Mao Y, Dai K, Zhu Z. Custom acetabular cages offer stable fixation and improved hip scores for revision THA with severe bone defects. Clin Orthop Relat Res. 2016;474(3):731–40.

[32] Laflamme GY, Belzile EL, Fernandes JC, Vendittoli PA, Hebert-Davies J. Periprosthetic fractures of the acetabulum during cup insertion: posterior column stability is crucial. J Arthroplast. 2014;30:265–9.

[33] Zettl R, Eschbach D, Ruchholtz S. Management of periprosthetic acetabular fractures in elderly patients-a minimally invasive approach. Int Orthop. 2015;39(9):1845–9.

第4章

Periprosthetic Fractures Around Total Hip Arthroplasty with a Stable Component
假体稳定的髋关节置换假体周围骨折

Peter J. Shekailo, Erik N. Kubiak, Richard S. Yoon, Frank A. Liporace, 著

马海洋, 郝立波, 译

自 20 世纪 60 年代中期以来，THA 为髋关节炎患者的治疗提供了有效的解决方案。但是随着该手术的开展，也带来了股骨假体周围骨折这一独特而棘手的问题[1, 2]。THA 股骨假体周围骨折可分为两个亚类：术中股骨假体周围骨折和术后股骨假体周围骨折。骨折的影响大小不同：从轻微受伤对患者功能影响极小，到对患者造成灾难性伤害需要大手术重建[3]。妥善处理这些骨折取决于植入物的稳定性、骨折位置、骨折方向、患者的骨量[4]。如第 1 章所述，虽然制定了几种不同的分型系统，但 Vancouver 分型系统是使用最广泛的，用于对骨折进行分类并指导治疗。这种分型考虑到股骨柄的稳定性、骨折的位置和患者的骨质[5]，该分型最初用于术后股骨假体周围骨折，但经改良后已将术中骨折包括在内[6]。

本章将讨论大转子和股骨近端稳定骨折的手术处理和固定技术。这组病例包括 Vancouver A 型、Vancouver B_1 型和 Vancouver C 型骨折的处理。本章的目标是为读者提供处理这些复杂骨折的手术工具和技术，并讨论当前涉及骨折固定和处理的争议和陷阱。

一、术后 Vancouver AG 型骨折：大转子假体周围骨折

（一）病例介绍

76 岁老年女性患者，在家中摔倒后出现右髋关节疼痛于急诊就诊。由外院医生在 20 年前行 THA。该患者下肢可负重，但走路时表现为避痛步态。该患者在大转子处有触痛，并有明显瘀伤。受伤前，患者行走时伴有腹股沟区疼痛。患者的影像学如图 4-1 所示，诊断为右髋 THA 术后大转子移位骨折。

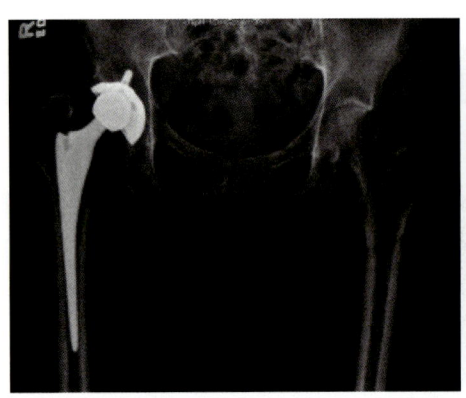

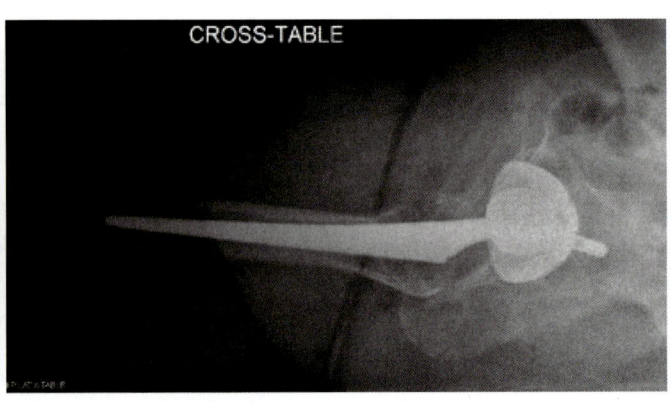

▲ **图 4-1 76 岁老年女性患者右髋 THA 术后大转子移位骨折正侧位 X 线图像**
图示右侧全髋关节置换术后的大转子移位骨折，伴有明显的骨溶解

大转子假体周围骨折是 THA 术后一种相对常见的并发症。在 Hseih 等 2005 年的一项研究中，对 887 例全髋关节置换术后患者平均随访 11 年，大转子假体周围骨折的发生率为 2.6%[7]。一般来说，由于外展肌和外旋肌群提供肌力平衡，大转子骨折被认为是稳定的[3]。如果移位＜ 2.5cm，通常选择非手术治疗。非手术治疗包括保护性负重 6～12 周，避免主动外展[8]。如果移位＞ 2.5cm 或出现骨折不愈合，并伴有疼痛、外展肌力差和（或）关节不稳定，可考虑 ORIF。许多大转子假体周围骨折是由骨溶解和颗粒磨损造成的[9]。当需要翻修髋臼内衬和股骨头时，应注意骨溶解部位可能发生骨折。如果存在大的骨溶解区或者怀疑远端骨折向近端扩展，CT 扫描有助于制定术前计划。图 4-2 给出了 Vancouver AG 型骨折的治疗流程。

（二）手术技术和要点

1. 术前计划

在固定大转子假体周围骨折之前，重要的是外科医生要做好可能进行全髋关节翻修术的准备。由于骨溶解是这些骨折的主要原因，在手术时要彻底解决造成骨溶解的根源，因此应获取以前的手术病历并备好合适的假体[10]。

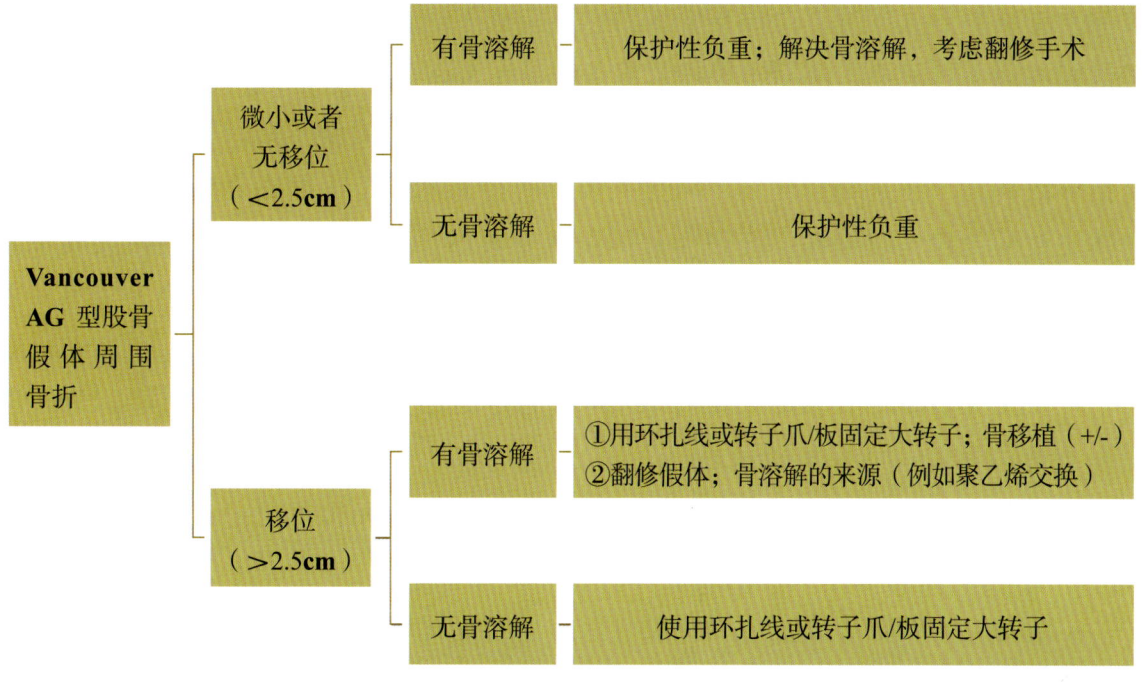

```
                                    ┌─ 有骨溶解 ── 保护性负重；解决骨溶解，考虑翻修手术
                  ┌─ 微小或者无移位 ─┤
                  │    (<2.5cm)      └─ 无骨溶解 ── 保护性负重
Vancouver AG型   │
股骨假体周围骨折 ┤
                  │                    ┌─ 有骨溶解 ── ①用环扎线或转子爪/板固定大转子；骨移植（+/-）
                  └─ 移位              │              ②翻修假体；骨溶解的来源（例如聚乙烯交换）
                      (>2.5cm)         │
                                       └─ 无骨溶解 ── 使用环扎线或转子爪/板固定大转子
```

▲ 图 4-2　Vancouver AG 型股骨假体周围骨折的推荐处理流程

2. 体位和入路

患者进入手术室并侧卧位于可透视手术台上，该体位可充分显露大转子并允许术者在必要时进行全髋关节翻修术。当不准备进行全髋关节翻修手术时，可将患者置于仰卧位，患肢垫高，然后沿原 THA 切口的远端部分逐层显露术野。将大转子表面附着的髂胫束钝性分开。如果认为需要对髋关节假体进行评估，则可进行关节切开术并将人工关节脱位[10]。由于后入路显露术野广泛，并且在 THA 术后需要翻修时可以再次使用该切口，因此作者首选髋关节后入路[11]。

3. 手术固定

用环扎固定或者大转子钩板—钛缆装置行大转子切开复位内固定。以往用 16 或 18 号的单股钢丝和（或）用粗的不可吸收缝合线采取 2-线或 3-线技术进行环扎固定。缝线和钢丝环扎固定的常见并发症是骨折不愈合以及钢丝高断裂率。由于骨折不愈合的发生率很高，使用多股钛缆和缆锁系统（cable grip system）得以推广[12]。缆锁系统显示出更强的生物力学强度，与之前描述的技术相比，具有更低的骨折不愈合率[13]。大转子钩板的钛缆磨损率更低，产生的碎屑更少，从而降低全髋关节置换术后摩擦界面的磨损[14]。这种固定技术通常被用于大转子移位和（或）粉碎性骨折。

大转子骨折临时复位后，使用钛缆传递器将钛缆绕过股骨近端。在钛缆的传送过程中，要紧贴股骨近端的骨面，避免将股动脉包绕在缆的下面。必须注意避免将环扎的钛缆贴在股骨假体表面，否则会导致钛缆碎片增多。如果可能的话，钛缆应该在小转子的下方穿过，这样在生物力学上有利于对抗外展肌的拉力[12]。然后将转子钩板放到大转子上，使用压接技术将钛缆拉紧并固定。

如果存在骨溶解，应确定骨溶解的原因。通常，骨溶解是髋臼假体聚乙烯内衬磨损导致的[9]。在这种情况下，应更换髋臼内衬，从根本上解决骨溶解。还应评估假体安放的位置，以确保不会因为假体位置安放不佳导致磨损加速。应在大转子骨溶解的囊性变中植入同种异体骨，促进骨折愈合并治疗骨溶解[15]。

4. 要点、技巧和需规避的陷阱

- 多股钛缆和转子钩板的使用，在生物力学上强度更大，降低了转子间骨折不愈合及大转子移位的发生率。
- 如果可能，在缠绕钛缆时位置应低于小转子，从而提供更稳定的结构以对抗外展肌牵拉。
- 必须注意不要将钛缆缠绕在股骨假体上，否则将产生颗粒碎片，进而加速聚乙烯磨损。
- 如果怀疑大转子骨溶解，应准备好翻修假体。
- 典型的骨溶解来源于进展性的聚乙烯磨损。在这种情况下应该更换聚乙烯内衬。
- 应使用颗粒骨填充溶骨性缺损，促进骨折愈合。
- 如果外展肌肌力有问题，使用双动杯和限制性髋臼内衬，可以增加全髋关节置换的关节稳定性。

5. 病例总结

图 4-3 显示报告病例的术后 X 线片。溶骨性大转子骨折用转子钩板和钛缆固定。更换髋臼假体、聚乙烯内衬和股骨头以解决术前 X 线片所示的聚乙烯骨溶解问题。用松质骨条填充剩余的骨缺损。患者术后用外展支具保护性负重，避免主动外展。

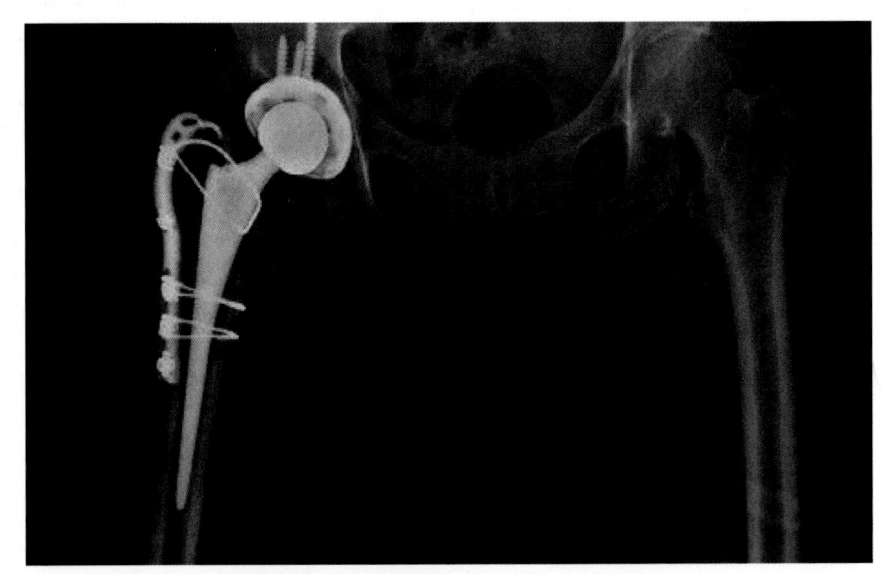

▲ 图 4-3　低位骨盆正位 X 线图像

图示应用钩板 - 钛缆装置固定溶骨性大转子骨折块。由于大量的聚乙烯磨损导致骨溶解，因而更换髋臼假体、聚乙烯内衬和股骨头。股骨柄固定很好，未予以翻修

二、术后 Vancouver B₁ 型骨折：骨折位于股骨假体水平同时假体稳定

（一）病例介绍

77 岁老年男性患者，因站立摔倒后左大腿无法负重于急诊就诊。该患者 5 年前在外院行压配型初次 THA。图 4-4 为患者髋关节假体和左侧股骨的 X 线片，诊断为左侧全髋关节置换术后股骨柄假体周围骨折。X 线片显示骨 – 假体界面无破坏且股骨假体无下沉。

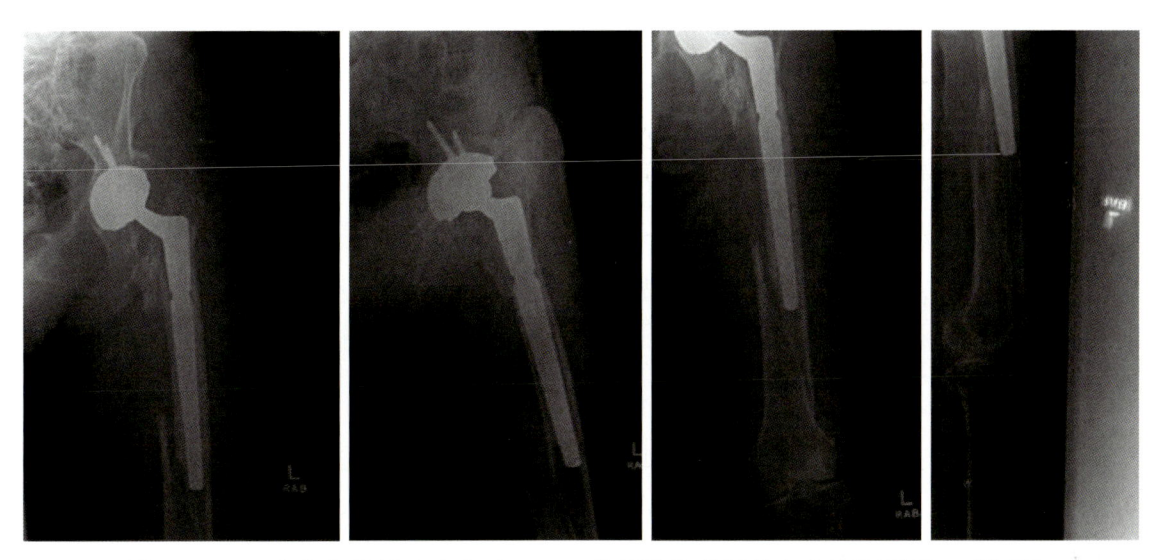

▲ 图 4-4　77 岁老年男性患者初次 THA 术后髋关节假体和左侧股骨的 X 线图像

图中正位和侧位 X 线片显示移位的 Vancouver B₁ 型股骨假体周围骨折，骨折位置刚好位于股骨柄远端。无股骨假体下沉或明显的松动

股骨柄水平发生的股骨假体周围骨折（Vancouver B 型骨折）占髋关节置换术后骨折总数的 80% 左右[3]。除特殊情况外，这些骨折都需要手术治疗[16]。

如何处理这些骨折的主要决定因素是股骨假体的稳定性。Vancouver B₁ 型骨折是这类骨折的一个亚型，其股骨柄固定良好。这些骨折通过 ORIF 来处理。目前有几种不同的固定技术，哪种技术最好仍有争议。

（二）手术技术和要点

1. 术前计划

术前计划是处理 Vancouver B 型股骨假体周围骨折最重要的阶段。如前所述，股骨假体的稳定性将决定如何正确处理骨折。如果股骨柄固定良好，可以采用 ORIF 治疗。如果股骨柄已松动，需要将该股骨假体翻修为穿过骨折部位的长柄远

端固定假体。此种情况下，获得股骨正侧位全长 X 线片很重要，以便评估整个股骨柄的骨 - 假体界面，并确定有无假体下沉（＞10mm）和（或）柄的内翻畸形[17]。如有可能，应评估患者受伤前的 X 线片。

即使仔细评估了术前影像资料，仍有大约 20% 被认为稳定的股骨柄，在术中发现股骨柄已松动[18]。如果可能，术者应为每个 Vancouver B 型骨折病例做好翻修准备，应分析患者的原始手术记录，以获得初次植入假体的生产厂家、型号和尺寸信息，应准备超过骨折部位的长柄股骨假体。先前报道股骨假体周围骨折切开复位内固定失败率高，是由以下原因造成的：股骨假体在术前评估是稳定的，但术中发现假体实际上已经松动[19]。

假体周围骨折的病例还必须排除感染。近期的创伤会导致 ESR、CRP 升高。如果怀疑存在感染，术前进行关节腔穿刺，进行关节液白细胞计数检查和细菌培养[20]。

2. 体位和入路

病人取侧卧位于可透视的手术台，如 Jackson 手术台。通过该体位，术者能够延长切口显露股骨，也可进行髋关节切开术以评估髋关节稳定性，在必要时还可进行全髋关节翻修。根据所用的固定技术，也可采用外侧股肌下入路或微创外侧入路。根据外科医生的习惯和专长，可采用后入路或直接外侧入路行关节切开术。

术中也可以选择将患者置于仰卧位，患肢垫高。

关于是否所有 Vancouver B$_1$ 型骨折在术中都需进行关节切开以评估股骨假体的稳定性，目前仍存争议。瑞典髋关节登记系统报告，Vancouver B$_1$ 型骨折切开复位内固定的失败率为 34%[19]。如前所述，许多医生将这种高失败率归因于对股骨假体稳定性的不准确评估。一些医生主张对所有 Vancouver B$_1$ 型骨折进行关节切开术，以准确评估股骨柄的稳定性[18]。这种方法会导致更广泛的软组织剥离、更高的骨折不愈合率以及增加患者术后脱位的风险[21]。另一种意见是在术中对股骨柄施加应力，可以在股骨柄远端部分的骨折处施加应力，或者透视下做股骨柄动态应力检查[17]。共识是如果经 X 线片检查或术中应力检查对股骨假体的稳定性有任何怀疑，都应进行髋关节切开术[17, 19, 20]。

3. 外侧切开复位钢板内固定，用或不用同种异体骨板

Vancouver B$_1$ 型股骨骨折的最佳固定技术在文献中相对存在争议，主要的争议是使用单侧锁定钢板还是使用钛缆钢板结构加同种异体骨板支撑。生物力学研究表明，外侧缆板螺钉和前侧同种异体支撑骨板按 90-90 位置安放，可为这类骨折提供最佳的固定[22]。Choi 等[23] 评估了 90-90 钢板的生物力学，这种结构比外侧钢板加同种异体骨移植强度更高。尽管实验室的力学性能更好，但作者认为应避免使用同

种异体骨板，因为在使用骨板时需要做广泛的软组织剥离。早期文献表明，单用外侧锁定钢板不足以固定这些骨折；然而，随着现代的改进，已经消除了这些不足。Buttaro 等[24]报道有 5 例或 9 例采用外侧锁定钢板固定的患者术后固定失败（此处原文有误，译者注）。Corten 等[18]对 Vancouver B_1 型股骨假体周围骨折仅使用外侧锁定钢板固定，只有股骨内侧皮质无法恢复时才采用同种异体骨板，报道的 29 例中 28 例骨折愈合。作者的首选方法是单用外侧锁定钢板，以减少患者的花费和骨折周围软组织的剥离。

在对 Vancouver B_1 型骨折固定进行术前计划时，应结合多种手术技术和原则。骨折近端钢板和假体重叠的长度需 > 2.5 倍皮质骨直径，以降低失败率[10]。现代的钢板能提供可固定至大转子的长度和螺钉，以使钢板和假体获得足够的重叠长度[25]。由于这些患者通常存在骨质减少或骨质疏松，目前建议用足够长度的钢板来保护整个股骨，防止将来再发生假体周围骨折[26]。最后，必须注意在骨折复位后不要将股骨柄置于内翻位置，否则会有较高的内固定失败率。

4. 手术技术

显露骨折处后，应检查骨 – 假体界面有无松动迹象。如有怀疑，应该做髋关节切开术。一旦确定股骨假体稳定，用复位钳复位骨折，选择足以跨越整个股骨长度的钢板。用螺钉将钢板临时固定在骨折的近端和远端。如果是横行骨折，采用加压模式在钢板上植入螺钉可对骨折端加压。近端联合使用单皮质锁定螺钉和钛缆固定。螺钉和钛缆联合固定在生物力学上比单用螺钉固定强度更高[27]。远端固定的螺钉间隔密度应该在 50%[28]左右。

如果异体支撑骨板，则应在确定股骨假体稳定后进行准备。可取股骨远端、肱骨或胫骨骨板，最小长度为 25～30cm[29]，至少用两根钛缆分别绑在骨折的近端和远端，以保证稳定[16]。通常应先穿钛缆，再将异体骨板放在股骨上。一旦异体骨板安放到位，收紧钛缆并钳夹固定，将异体骨板固定在正确的位置。一般而言，将异体骨板固定在股骨前侧的 90-90 结构更好[22]。一个常用的技巧是避免将异体骨板的末端与钢板末端平齐，否则会导致该部位应力集中。再者，由于采用异体骨板需要广泛的软组织剥离，作者首选的方法是外侧锁定钢板。

5. 微创外侧锁定单钢板固定

间接骨折复位和微创手术的目标是将软组织损伤和骨膜剥离最小化，为骨折愈合提供理想的环境[30]。使用之前 THA 切口的远端部分，通过直接外侧入路显露股骨近端，向远端延长恰至骨折近端处。解剖出髂胫束，沿其纤维方向钝性分离。然后使用股外侧肌下入路，必须注意结扎或电凝所有大的穿动脉。将股外侧肌牵向前方。然后在股骨远端的干骺端扩张部做第二个单独的切口。用 Cobb 剥离器或木柄剥离器在肌肉下、骨膜表面做出钢板通道。

采用 Ricci 等描述的技术，在股骨外侧骨膜表面穿过锁定钢板，近端用两道环扎钢丝或钛缆固定[31]，也可以用骨折复位钳在近端固定钢板。通过牵引和钢板辅助实现骨折复位，然后用非锁定螺钉或带螺纹的钢针将钢板临时固定到骨折远端，使钢板和股骨干保持平齐。接着将钢板的近端部分用锁定螺钉和环扎钛缆固定。采用目前的锁定钢板技术，多向锁定螺钉可以绕过假体，也可采用单皮质锁定螺钉作为替代。根据目前的文献，近端应该用 2～4 枚锁定螺钉和 2～4 道环扎钛缆固定[10]。钢板的远端部分用锁定和非锁定双皮质螺钉固定[32]，根据标准锁定技术，应在非锁定螺钉全部拧紧后再安放锁定螺钉[33]。

据报道，微创间接复位技术结果良好。Ricci 等[34]用该技术治疗的 41 例患者，平均 12 周骨折全部愈合，并且并发症患病率低于标准的扩大入路。但是，在必要时作者会选择改变手术方案，由微创间接复位改为扩大入路、ORIF。

6. 要点、技巧和需规避的陷阱
- 在手术固定之前评估假体的稳定性至关重要。应自此评估术前 X 线片的股骨假体松动迹象，如骨 - 假体界面有无透亮线和有无假体下沉。如有可能，应对比受伤前的 X 线片。

  –高达 20% 的股骨假体通过 X 线片评估被认为是稳定的，但在术中应力试验时发现是不稳定的[18]。直视下对骨折处的柄远端部分进行检测和（或）透视下动态检测可用于评估股骨假体的稳定性。如果对股骨柄的稳定性有任何质疑，应该进行髋关节切开和脱位以便对股骨柄进行应力试验。

  –应备好翻修假体，如长柄股骨假体，以便术中发现假体不稳定时进行翻修。
- Vancouver B_1 型假体周围骨折的固定原则如下。

  –为防止因继发的应力集中导致再发生股骨假体周围骨折，内固定应尽可能跨越整个股骨。

  –内固定的近端部分覆盖股骨假体的长度应超皮质直径的 2.5 倍（通常到大转子位置）。

  –股骨远端固定依据骨的质量联合使用锁定和非锁定螺钉，螺钉分布约 50%（即固定骨折远端 50% 的螺钉孔）。

  –复位后应避免内翻畸形，这会导致假体固定失败以及股骨假体的无菌性松动。
- 虽然早期研究显示用单锁定钢板进行 ORIF 具有高失败率，目前的数据显示，与钛缆钢板联合异体骨板固定相比，两者在骨折愈合率方面相似。

– 微创接骨板技术可减少与大切口相关的并发症，并可保留骨折部位良好的血供，在需要时还便于改为延长的外侧入路，直视下进行复位固定。

– 尽管 90-90 安放的钢板和异体骨板在生物力学上比外侧锁定钢板强，但是需要广泛地剥离软组织和骨膜，这会延长骨折愈合时间，增加感染风险；因此，作者建议避免使用这种方法，采用外侧锁定钢板固定。

– 由于异体骨板需要广泛的软组织剥离和长时间的骨板准备，我们的选择是现代锁定钢板技术。延长伤口开放时间会增加感染风险，而异体骨板更容易被细菌附着。

• 如果选择异体骨板和缆板系统，必须注意避免异体骨板末端不要和钢板末端平齐。

– 异体骨板的长度应超过 25～30cm。

7. 病例总结

76 岁老年男性患者，在家中跌倒后发生 Vancouver B₁ 型假体周围骨折，术后 X 线片如图 4-5 所示。手术时取侧卧位，采用股外侧肌下入路，在近端转为髋关节后入路。术中评估假体的稳定性，发现假体稳定。用多道环扎钛缆和复位钳临时固定骨折，远端用锁定螺钉固定股骨锁定板，近端联合用钛缆和单皮质锁定螺钉固定。术后嘱患者避免负重。

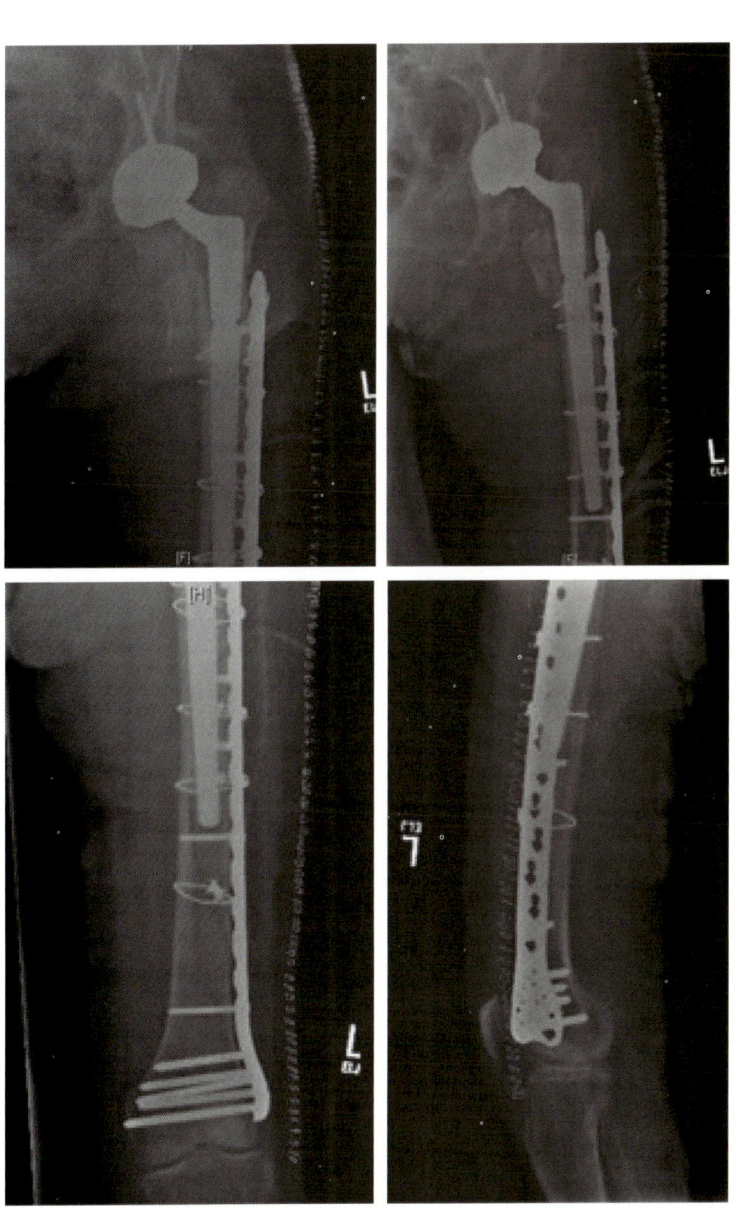

▲ 图 4-5 76 岁老年男性患者 Vancouver B₁ 型假体周围骨折 X 线图像

图中正侧位片显示稳定的 Vancouver B₁ 型假体周围股骨骨折固定采用 ORIF。股骨远端用锁定螺钉固定钢板，近端用环扎钛缆和单皮质螺钉固定

三、术后 Vancouver C 型骨折：骨折位置低于股骨假体的水平

（一）病例介绍

78岁老年女性患者，因车祸伤致左大腿疼痛、畸形于急诊就诊。患者无法行走，无其他外伤。10年前行右侧骨水泥型THA。既往右大腿或腹股沟区无疼痛。图4-6示股骨全长正侧位片。诊断为右侧全髋关节置换术后右侧股骨假体远端以下股骨骨折。

在术后Vancouver C型骨折中，骨折发生在股骨柄尖端以远。骨-假体界面没有被骨折破坏，股骨假体被认为是稳定的[35]。这种骨折占THA假体周围骨折的10%左右[36]。过去这些骨折的治疗方法是牵引或者不牵引延长卧床时间。由于很高的不愈合率以及与卧床相关的并发症患病率和死亡率，现今对这些骨折通常采用现代锁定钢板进行ORIF。对预后要求低的老年人可用逆行髓内钉固定，这种方法已经主要在欧洲使用[38]。对于逆行髓内钉的效果没有足够的前瞻性研究分析，而且有人担心会在髓内钉和股骨假体之间形成一个应力集中区。

（二）手术技术和要点

1. 术前计划

如前所述，在手术前应拍股骨的正侧位全长X线片。尽管当骨折发生在股骨假体尖的远端时，通常认为假体是稳定的，仍需仔细检查骨-假体界面，以发现松动迹象。在询问病史时，应注意既往的任何腹股沟区疼痛或大腿启动疼痛，以评估受伤前髋关节假体可能存在的问题。如能获得受伤前的X线片，应仔细检查评估，以保证必要时可以进行翻修假体。

2. 体位和入路

根据术者的偏好，患者可仰卧或侧卧在可透视手术台上，用充气体位垫固定，如果选择仰卧位，用垫子将患肢垫高，C形臂透视应置于患者的对侧。

采用直接外侧入路或者微创双切口入路进行股骨ORIF。如果骨折可复位，首选微创方法，因为这种方法软组织剥离最少，并能保留骨折断端的血供[31]。该方法经两个切口之间的肌肉下和骨膜表面间的间隙安放钢板并进行远近端的固定。

3. 手术固定

外侧单钢板固定是Vancouver C型骨折的主要治疗方法[17, 21, 39, 40]。锁定钢板、非锁定钢板和混合钢板系统为这类骨折的固定提供多种选择。固定原则与假体稳定

的 Vancouver B₁ 型骨折的原理相类似 [39, 40]。在可能的情况下，尽量采用微创入路间接复位技术，将钢板置于肌肉与骨膜之间，可保留骨折部位的血供。

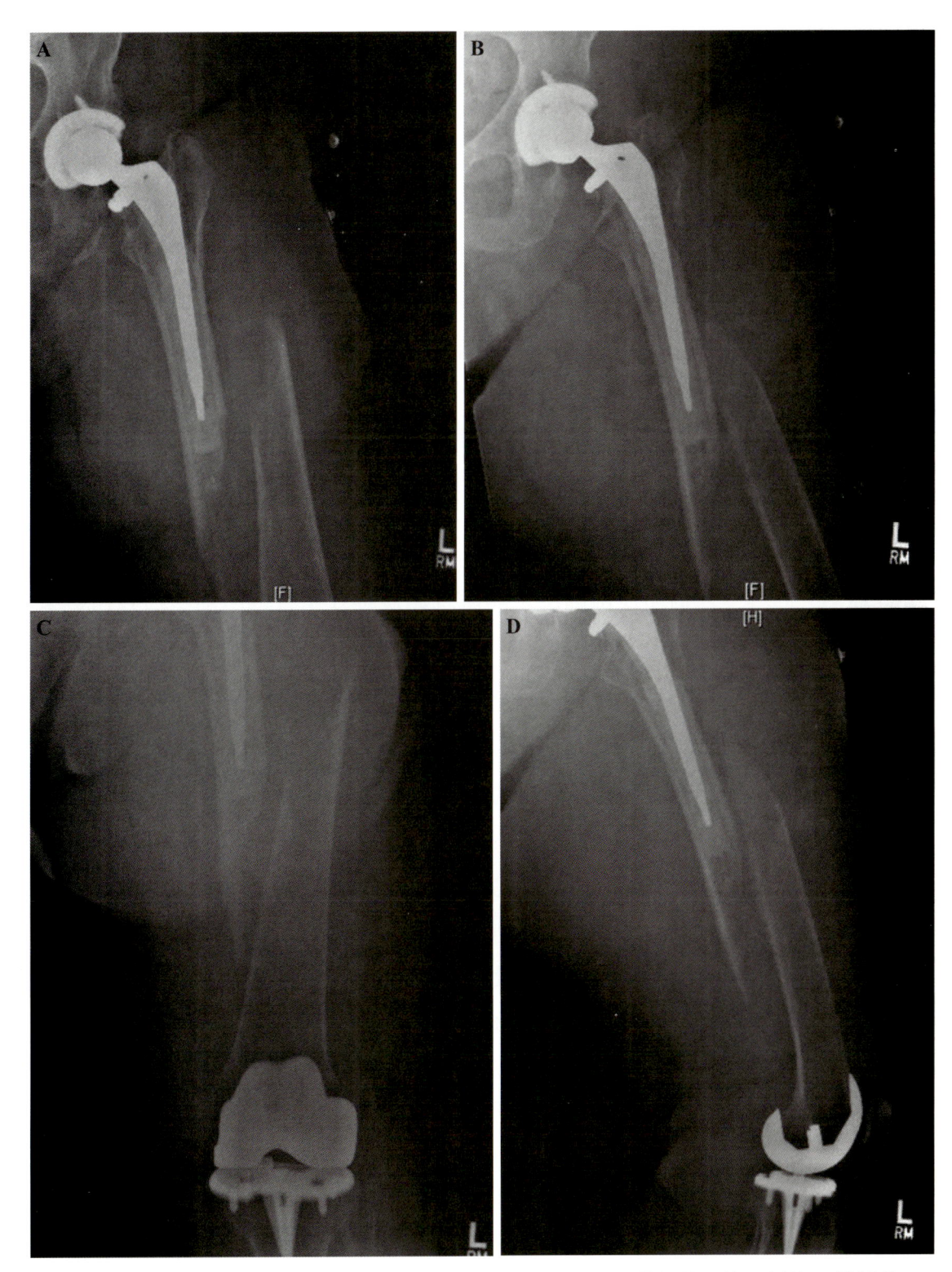

▲ 图 4-6　78 岁老年女性患者 Vancouver C 型股骨假体周围骨折的正位和侧位 X 线图像
图示骨折位于股骨柄下方，但延伸到骨水泥壳。没有证据显示骨水泥壳断裂或者股骨假体松动。A、C. 左髋 Vancouver C 型假体周围骨折近端和远端正位片；B、D.Vancouver C 型髋关节假体周围骨折近端和远端侧位片

处理这类骨折，钢板长度很重要，应避免钢板和股骨假体之间产生应力集中。钢板与股骨假体近端的重叠长度至少超过 2.5 倍皮质直径[10]。如前所述，钢板必须有足够长度能保护整个股骨，以防将来再发生假体周围骨折[26]。然后将钢板在近端和远端固定到股骨上。钢板的近端部分可以用环扎钛缆或骨折复位钳固定，钢板的远端部分应该用克氏针或非锁定螺钉临时固定到股骨上，该钢板将作为冠状面的复位工具。如果骨折端可以加压（横行、短斜行骨折），此时应该进行纵向加压。近端选择钛缆和锁定螺钉联合固定，后者可用多向螺钉或单皮质螺钉。基于生物力学研究，钛缆在生物力学上具有很好的抗折弯性能，但在抗扭转方面不如单皮质或多向锁定螺钉[41, 42]。因此，建议使用 2～4 枚锁定螺钉和 2～4 道环扎钛缆联合固定钢板近端。远端用锁定与非锁定螺钉联合固定，根据骨量，固定 50% 的螺钉孔。虽然异体皮质骨板不常用于这类骨折，但是当骨量不足或股骨的内侧皮质不能充分复位时，可以用异体皮质骨板作为补充固定[21]。最近的回顾性研究表明，对 Vancouver C 型假体周围骨折采用外侧锁定钢板和混合固定效果很好，但需要进一步研究确定该治疗方法的成功率[37, 43]。

4. 要点、技巧和需规避的陷阱

虽然 Vancouver C 型假体周围骨折的股骨假体被认为是稳定的，但是应检查受伤时和受伤前（如果有的话）的 X 线片，判断有无松动的迹象。

- 应仔细查体，评估有无全髋关节置换术假体松动的症状（例如有无大腿启动疼痛，有无腹股沟区疼痛加重）。
- 通常采用外侧锁定单钢板固定或混合钢板固定，固定原则与 Vancouver B_1 型骨折章节中所述相同。
  - 应该用钢板保护整个股骨，避免该患者群体再发生假体周围骨折，钢板和股骨假体重叠的长度应为皮质骨直径的 2.5 倍。
  - 如果骨量差或者术者无法恢复股骨内侧皮质的完整，可使用异体皮质骨板加强固定（如上所述，异体骨板的使用不是作者的首选）。
- 尽可能地采用微创入路和间接复位方法。采用双切口入路，在骨折部位保留皮肤和软组织桥。这样可以将钢板放在肌肉下，以维持骨折部位的血供。
  - 但是，当微创入路无法使用时，应采用延长的外侧入路。
- 欧洲一直倡导 Vancouver C 型骨折采用髓内钉固定。就假体阻挡和假体－髓内钉之间应力集中而言，该技术有难度，应进行更多关于这种固定方法结果的研究。
  - 这种骨折固定方法用于活动需求低的老年人，可早期下地和负重。

5. 病例总结

图 4-7 为 78 岁老年女性患者车祸伤致左侧 Vancouver C 型股骨假体周围骨折的术后 X 线片。术者采用股骨远端锁定钢板进行固定。患者仰卧位，患肢垫高、采用股外侧肌下入路。用复位钳和环扎钢丝临时固定骨折。然后安放股骨远端锁定钢板，远端用锁定螺钉固定，近端用钛缆和锁定螺钉联合固定。手术后嘱患者避免负重。

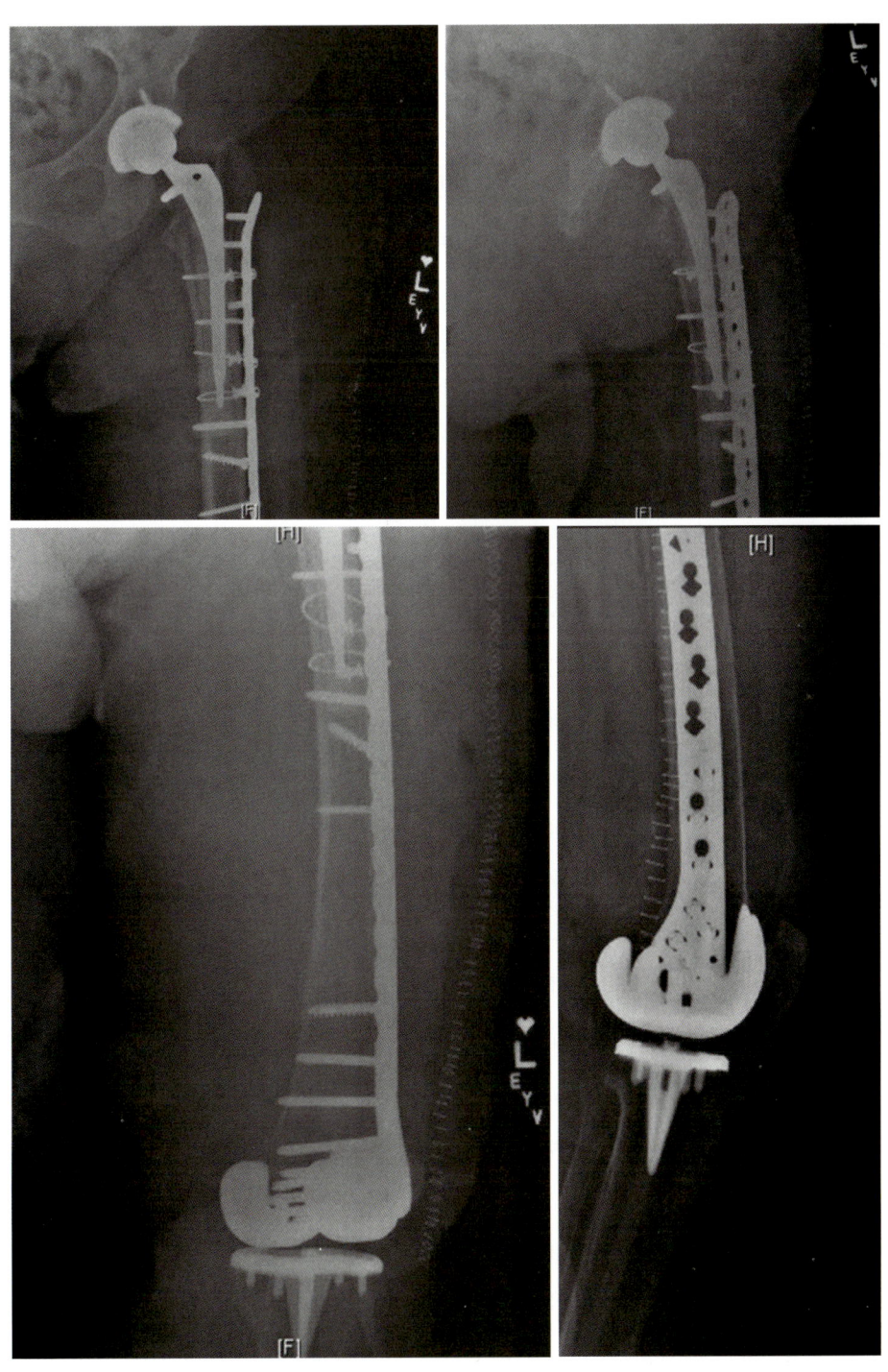

▲ 图 4-7 78 岁老年女性患者 Vancouver C 型假体周围骨折固定术后正侧位 X 线图像
图示患者使用股骨远端锁定钢板，远端锁定螺钉固定，近端螺钉、钢丝混合固定

参考文献

[1] Charnley J. The healing of human fractures in contact with self-curing acrylic cement. Clin Orthop Relat Res. 1966;47: 157–63.

[2] Scott RD, Turner RH, Leitzes SM, et al. Femoral fractures in conjunction with total hip replacement. J Bone Joint Surg Am. 1975;57:494–501.

[3] Schwartzkopf R, Oni JK, Marwin SE. Total hip arthroplasty periprosthetic femoral fractures: a review of classification and current treatment. Bull Hosp Jt Dis. 2013;71(1):68–78.

[4] Beals RK, Tower SS. Periprosthetic fractures of the femur: an analysis of 93 fractures. Clin Orthop Relat Res. 1996;327: 238–46.

[5] Duncan CP, Masri BA. Fractures of the femur after hip replacement. Instr Course Lect. 1995;44: 293–304.

[6] Masri BA, Meek RM, Duncan CP. Periprosthetic fractures: evaluation and treatment. Clin Orthop Relat Res. 2004;420: 80–95.

[7] Hsieh PH, Chang YH, Lee PC, et al. Periprosthetic fractures of the greater trochanter through osteolytic cysts with uncemented MicroStructured Omnifit prosthesis: retrospective analyses of 23 fractures in 887 hips after 5-14 years. Acta Orthop. 2005;76(4):538–43.

[8] Pritchett JW. Fracture of the greater trochanter after hip replacement. Clin Orthop Relat Res. 2001;390:221–6.

[9] Wang JW, Chen LK, Chen CE. Surgical treatment of fractures of the greater trochanter associated with osteolysis. J Bone Joint Surg Am. 2005;87(12):2724–8.

[10] Nauth A, Stevenson I, Smith M, et al. Fixation of periprosthetic fractures about/below total hip arthroplasty. In: Weisel SW, editor. Operative techniques in orthopedic surgery. 2nd ed. Philadelphia, PA: Wolters Luwer; 2016. p. 648–59.

[11] Gooding CR, Garbuz DS, Masri BA, et al. Periprosthetic fracture: prevention/diagnosis/treatment. In: Berry DJ, Lieberman JR, editors. Surgery of the hip. Philadelphia, PA: Elsevier Saunders; 2013. p. 1218–34.

[12] Dall DM, Miles AW. Re-attachment of the greater trochanter: the use of the trochanter cable-grip system. J Bone Joint Surg Am. 1983;65:55–9.

[13] Jarit GJ, Sathappen SS, Panchal A, et al. Fixation systems of greater trochanteric osteotomies: biomechanical and clinical outcomes. J Am Acad Orthop Surg. 2007;15:614–24.

[14] Barrack RL, Butler RA. Current status of trochanteric reattachment in complex total hip arthroplasty. Clin Orthop Relat Res. 2005;441:227.

[15] Taylor DW, Taylor JE, Raizman I, et al. Total revision of the hip using allograft to correct particle disease induced osteolysis: a case study. McGill J Med. 2009;12(1):21–4.

[16] Haddad FS, Duncan CP, Berry DJ, et al. Periprosthetic femoral fractures around well-fixed implants: use of cortical onlay allografts with or without a plate. J Bone Joint Surg Am. 2002;84-A(6): 945–50.

[17] Fleischman AN, Chen AF. Periprosthetic fractures around the femoral stem:overcoming challenges and avoiding pitfalls. Ann Transl Med. 2015;3(16):234.

[18] Corten K, Vanrykel F, Bellemans J. An algorithm for the surgical treatment of periprosthetic fractures of the femur around a well-fixed femoral component. J Bone Joint Surg Am. 2009;91(11):1424–30.

[19] Lindahl H, Malchau H, Herberts P, et al. Periprosthetic femoral fractures classification and demographics of 1049 periprosthetic femoral fractures from the Swedish national hip arthroplasty register. J Arthroplast. 2005;20:857–65.

[20] Schinsky MF, Della Valle CJ, Sporer SM, et al. Perioperative testing for joint infection in patients undergoing revision total hip arthroplasty. J Bone Joint Surg Am. 2008;90:1869–75.

[21] Marsland D, Mears SC. A review of periprosthetic femoral fractures associated with a total hip arthroplasty. Geriatr Orthop Surg Rehabil. 2012;3(3):107–20.

[22] Zdero R, Walker R, Waddell JP, et al. Biomechanical evaluation of periprosthetic femoral fracture fixation. J Bone Joint Surg Am. 2008;90(5):1068–77.

[23] Choi JK, Gardner TR, Yoon E, et al. The effect of fixation technique on the stiffness of comminuted Vancouver B_1 periprosthetic femur fractures. J Arthroplast. 2010;25(6 Suppl): 124–8.

[24] Buttaro MA, Farfalli G, Paredes Nunez M, et al. Locking compression plate fixation of Vancouver type-B_1 periprosthetic femoral fractures. J Bone Joint Surg Am. 2007;89(9):1964–9.

[25] Xue H, Tu Y, Cai M, Yang A. Locking compression plate and cerclage band for type B_1 periprosthetic femoral fractures preliminary results at average 30-month follow-up. J Arthroplast. 2011; 26(3):467–471 e461.

[26] Agarwal S, Andrews CM, Bakeer GM. Outcome following stabilization of type B_1 periprosthetic femoral fractures. J Arthroplast. 2005;20(1):118–21.

[27] Shah S, Kim SY, Dubov A, et al. The biomechanics of plate fixation of periprosthetic femoral fractures near the tip of a total hip implant: cables, screws, or both? Proc Inst Mech Eng H.

2011;225(9):845–56.

[28] Nauth A, Henry P, Schemitsch EH. Periprosthetic fractures of the femur after total hip arthroplasty: cable plate and strut allograft fixation of Vancouver B_1 fractures. In: Sarwark JF, editor. Orthopedic knowledge online journal. Rosemont, IL: American Academy of Orthpedic Surgeons; 2014.

[29] Font-Vizcarra L, Fernandez-Valencia JA, Gallart X, et al. Cortical strut allograft as an adjunct to plate fixation for periprosthetic fractures of the femur. Hip Int. 2010;20(1):43–9.

[30] Bolhofner BR, Carmen B, Clifford P. The results of open reduction and internal fixation of distal femur fractures using a biologic (indirect) reduction technique. J Orthop Trauma. 1996;10:372–7.

[31] Ricci WM, Bolhofner BR, Loftus T, et al. Indirect reduction and plate fixation, without grafting, for periprosthetic femoral shaft fractures about a stable intramedullary implant. J Bone Joint Surg Am. 2006;88:275–82.

[32] Bryant GK, Morshed S, Agel J, et al. Isolated locked compression plating for Vancouver type B_1 periprosthetic femoral fractures. Injury. 2009;40(11):1180–6.

[33] Egol KA, Kubiak EN, Fulkerson E, et al. Biomechanics of locked plates and screws. J Orthop Trauma. 2004;18:488–93.

[34] Ricci WM, Bolhofner BR, Loftus T, et al. Indirect reduction and plate fixation, without grafting, for periprosthetic femoral shaft fractures about a stable intramedullary implant. J Bone Joint Surg Am. 2005;87(10):2240–5.

[35] Gaski GE, Scully SP. In brief: classifications in brief: Vancouver classification of postoperative periprosthetic fractures. Clin Orthop Relat Res. 2011;469(5):1507–10.

[36] Lindahl H, Garellick G, Regner H, et al. Three hundred and twenty-one periprosthetic femoral fractures. J Bone Joint Surg Am. 2006;88(6):1215–22.

[37] Currall V, Thomason K, Eastaugh-Waring S. The use of LISS femoral locking plates and cables in the treatment of periprosthetic fractures around stable proximal femoral implants in elderly patients. Hip Int. 2008;18:207–11.

[38] Zuurmond RG, van Wijhe W, van Raay JJ, Bulstra SK. High incidence of complications and poor clinical outcome in the operative treatment of periprosthetic femoral fractures: an analysis of 71 cases. Injury. 2010;41(6):629–33.

[39] Froberg L, Troelsen A, Brix M. Periprosthetic Vancouver B_1 and C fractures treated by locked plate osteosynthesis: fracture union and reoperations in 60 consecutive fractures. Acta Orthop. 2012;83(6):648–52.

[40] Pike J, Davidson D, Garbuz D, et al. Principles of treatment of periprosthetic femoral shaft fractures around well-fixed total hip arthroplasty. J Am Acad Orthop Surg. 2009;17(11):677–88.

[41] Mihalko WM, Beaudoin AJ, Cardea JA, et al. Finite-element modelling of femoral shaft fracture fixation techniques post total hip arthroplasty. J Biomech. 1992;25(5):469–76.

[42] Schmotzer H, Tchejeyan GH, Dall DM. Surgical management of intra- and postoperative fractures of the femur about the tip of the stem in total hip arthroplasty. J Arthroplast. 1996;11: 709–17.

[43] Kobbe P, Klemm R, Reilmann H, et al. Less invasive stabilization system (LISS) for the treatment of periprosthetic femoral fractures: a three year follow-up. Injury. 2008;39:472–9.

第5章

Periprosthetic Femur Fractures Around Total Hip Arthroplasty with a Loose Component
全髋关节置换术后假体松动的股骨假体周围骨折

Joshua Rozell，Derek J. Donegan，著
刘 侃，郝立波，译

虽然从材料的角度上来看，THA 的假体更加坚固耐用，但假体周围骨折发生率仍然呈上升趋势。在一个单中心超过 30 000 例 THA 中，初次 THA 术后股骨假体周围骨折的发生率为 1.1%，翻修术后股骨假体周围骨折的发生率为 4.0%[1]。在未来的 10 年里，预计全髋关节翻修术数量的增加将超过 130% 以上[2]。一方面，接受 THA 的患者数量急剧增加[1, 3-6]，患者也更活跃，对初次置换假体的要求也更高。同时，随着年龄的增长，骨量会持续下降，会导致金属假体和周围骨骼之间在生物力学上产生更大的不匹配。这些因素再加上施加在假体柄的初始力量和患者的活动水平，都为术后早期和晚期假体周围骨折的高发生率提供了条件[1]。在年龄范围的另一端，由于早期骨关节炎、创伤性关节炎或缺血性坏死等原因，更多的年轻活跃患者也正在接受 THA 手术[4]。这些患者更易发生高能量创伤和进行性的局部骨溶解，因而更容易发生骨折。微创技术和新假体的应用也可能会导致假体周围骨折数量增加[3]。

虽然假体周围骨折的绝对数量预计会增加[5]，但由于文献报道的人群个体差异，这种并发症的真实发生率在很大程度上是未知的[4]。术后数年发生的骨折通常与术后晚期假体松动和显著的骨溶解有关[7]。Bethea 等报道超过 75% 的术后骨折

与假体松动有关[8]。同样，Duncan团队报道82%的B型骨折发生于松动的假体[9]。应力集中导致的骨折可以由螺钉孔引起，或者由未发现的穿孔导致医源性骨折，或者继发于假体移位、偏心锉臼、皮质骨溶解及骨侵蚀等因素[7]。

髋部假体周围骨折造成的全身负担很明显。新西兰登记数据显示，因假体周围骨折进行THA翻修后的6个月死亡率（7.8%）高于与之队列匹配的因无菌性松动进行THA翻修的患者。Carli等发现在1年的时间里，其总死亡率风险增加11%，接近普通髋部骨折人群[10, 11]。其他学者在1年的时间点也发现相似的死亡率[5, 10]。术后康复方案和活动可能有助于在一定程度上缓解这种风险。

一、患者评估

（一）风险因素

一些因素可导致患者在THA术后出现假体周围骨折的高风险。这些因素包括骨质疏松症、炎症性关节炎、女性患者、存在大的溶骨性病变或假体柄松动、高龄以及有发育性髋关节发育不良的病史[5, 11-14]。此外，其他的因素如股骨近端的形状、骨皮质的厚度和手术技术都可能会影响发生假体周围骨折的风险[11]。关于性别因素，各研究数据是有争议的。Cook等发现70岁以上的患者发生假体周围骨折的风险是70岁以下患者发生假体周围骨折的风险的2.9倍，但并未发现骨折与性别有关[15]。同样，Abdel等评估了1969—2011年间梅奥诊所关节登记系统中的数据，发现70岁以下的男性术后骨折更为常见。而其他研究已将女性确定为特定的危险因素[11, 16, 17]。

生物力学研究表明，与固定良好的股骨柄相比，松动股骨柄的最大抗扭力减少了近60%[18]。瑞典登记中心显示，对于初次THA，70%的骨折与假体松动有关。其中有23%确定已松动，而剩下的47%则在手术时才被认定为松动[19]。对于翻修组，这个比例分别为56%和21%。在Beals和Tower的一项研究中，27%的假体周围骨折患者术前有假体松动的迹象[20]。

非骨水泥柄的使用可能与假体周围骨折的风险有关。特别是在骨质疏松症患者中，由于敲击柄所产生的力可能会增加股骨的环箍应力，从而造成术中无法发现的小的皮质骨折。Thien等报道了北欧登记中心在15年时间里的近50万例THA，其中非骨水泥柄的使用会增加5倍以上的假体周围骨折发生率（0.45% vs 0.08%）。他们从中得出结论：当存在高龄、女性和股骨颈骨折时，应避免使用非骨水泥柄。另外他们还发现了非骨水泥柄和骨水泥柄设计之间的具体差异[21]。在Abdel等在对梅奥登记中心数据的研究中，并没有发现骨水泥柄和非骨水泥柄的骨折风险有差异。然而，非骨水泥柄翻修术后发生假体周围骨折较骨水泥柄翻修术后发生假体周围骨折要早。THA 翻修术后股骨侧发生假体周围骨折的累积概率在 1 年、5 年、10 年和 20 年时分别为 1.9%、3.8%、6.4% 和 11.4%。在 281 例术后骨折的患者中，135 例发生于非骨水泥型股骨柄翻修术（2781 例）后，146 例发生于骨水泥型股骨柄翻修术（2636 例）后。骨水泥柄和非骨水泥柄之间的骨折风险没有显著差异。骨水泥柄和非骨水泥柄的 20 年累积骨折概率分别为 10.2% 和 12.1%。在统计学上非骨水泥柄第一年骨折发生的可能性比骨水泥柄大[22]。

（二）患者评估

股骨假体周围骨折的患者通常在低能量创伤后出现在急诊室里。机动车事故或高空坠落造成的高能量创伤也是可能的原因，这些患者通常在创伤区进行评估。经完整的病史和体格检查可能会发现受伤前腹股沟或大腿疼痛的情况，这可能提示假体松动。跌伤的患者，尤其是老年人，应由医疗团队进行晕厥和神经或心脏疾病的评估。在体格检查中，可能会观察到下肢长度的差异，患肢的旋转畸形，或与股管出血和软组织损伤相关的大腿肿胀。患者还会出现活动范围受限、无法承受体重和下肢有滚轴疼痛。

感染对假体周围骨折的影响尚不清楚。此外，炎症标志物 ESR 和 CRP 在骨折的情况下具有较差的特异性[23, 24]。在一项研究中，Chevillotte 等评估了 204 例患者，比较了髋关节穿刺的化验指标，真正的感染的病例占 11.6%。白细胞计数增加的患者占 16.2%，ESR 上升的患者占 33.3%，CRP 上升的患者占 50.5%。然而，这些指标的阳性预测值很差（< 30%）[25]。如果尝试穿刺，应根据红细胞计数来调整白细胞计数，因为后者在骨折的情况下会升高（调整的白细胞计数 = 观察的白细胞计数 – 血液白细胞计数 × 关节液红细胞计数 / 血液红细胞计数）[23]。如果临床上高度怀疑有感染，应在术中获取组织标本进行细菌培养和冰冻切片。在二期翻修手术时，冰冻切片判断感染的特异性 > 90%，然而，由于敏感性大约为 50%，其排除感染的效用较小[26, 27]。

（三）影像学评估

对于疑似骨折的患者，应拍摄标准的正位和仰卧水平侧位 X 线片，用以评估骨折形态、假体稳定性、假体的位置、骨量、任何溶骨性病变的位置以及磨损的情况[13]。如果可以获得之前的 X 线片，可用于评估细微的骨折。例如，评估股骨假体的高度可以显示出下沉的迹象，这表明有骨折和（或）松动。如果假体表面多孔涂层附近的骨密度增加，并且不存在透亮线、假体下沉和基座形成，则认为股骨假体有骨长入[28, 29]。在某些情况下，CT 可用作评估骨折的辅助手段，包括股骨柄周围的骨折范围、骨点焊区域、骨量丢失区域和假体的位置[13]。

（四）骨折分型

Vancouver 分型主要用于描述髋关节假体周围骨折。骨折部位（图 5-1A）、假体的稳定性和骨量的完整性（图 5-1B）是指导手术方案的三个最重要的参数[30]。而且该分型系统已被证明既可靠又有效[31, 32]，特别重要的是可以区分 B_1 型和 B_2 型骨折。之前的研究报道显示，ORIF 治疗伴股骨假体松动的骨折效果不佳（图 5-2）[20]。参照瑞典登记中心的数据，单独使用 ORIF 治疗 B_2 型骨折后，再次手术的概率很高（30%）[19]。对于用加压钢板固定的 B_3 型骨折，Haidar 等发现有 100% 的手术失败率[33]。在术前 X 线片上识别假体的松动可能会困难（图 5-3）。Corten 等报道，术前 X 线片的错误分型率为 20%，这会导致不适当的手术方案[34]。Lindahl 等报道，失败率可能是由于对假体松动的诊断不足而导致的治疗不充分。作者得出结论，在 Vancouver B 型分类中对股骨假体周围骨折的分类是困难且不一致的，并且除非另有证据，否则应将假体视为松动的[35]。因此，建议对所有影像学检查提示为 Vancouver B 型骨折的患者进行关节手术探查。如果对股骨柄的固定状态存在疑问，建议翻修股骨假体并进行骨折 ORIF[35]。

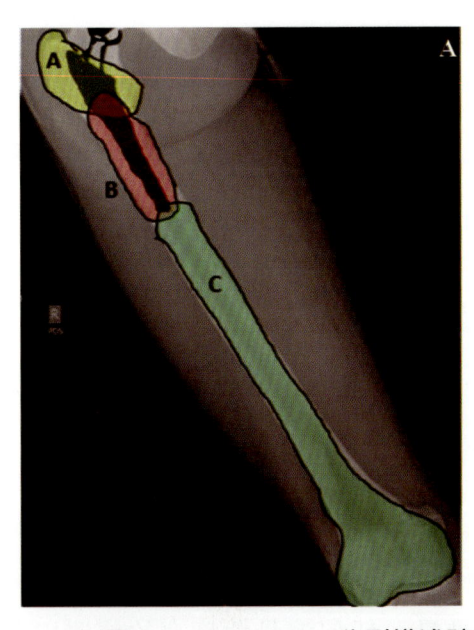

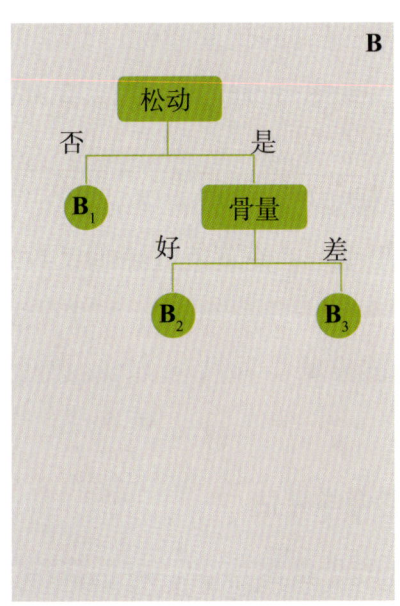

▲ 图 5-1　Vancouver 分型描述髋关节假体周围骨折及流程图

A. THA 术后股骨前后位 X 线片，根据 Vancouver 分型描绘的骨折区域。A 型骨折发生在大转子或小转子（AG 或 AL）周围；B 型骨折发生在股骨柄的区域，并根据柄的稳定性和骨量的完整性进行亚型分类；C 型骨折发生在股骨柄的远端。B. 根据股骨柄的稳定性和骨量进一步对 B 型骨折进行分类

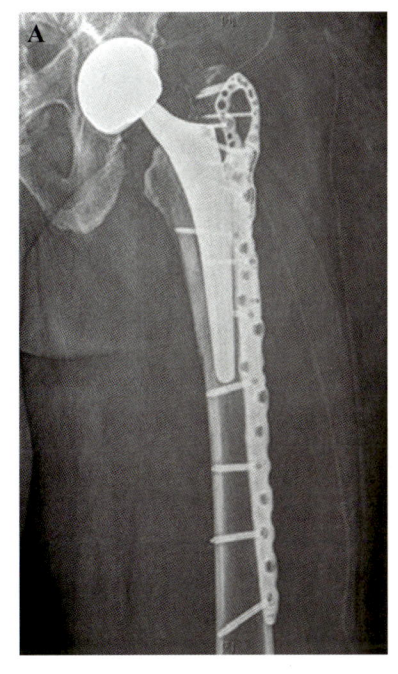

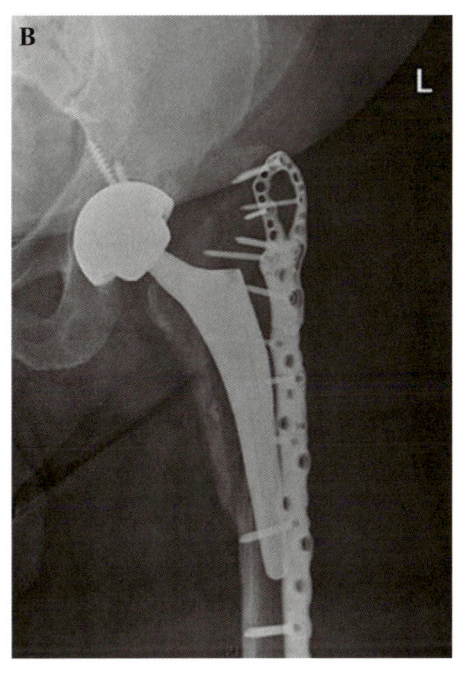

▲ 图 5-2 术后左髋正位 X 线图像
图中显示仅用切开复位内固定治疗伴股骨柄松动的假体周围骨折会导致失败。A. 术后即刻；B. 术后 5 周

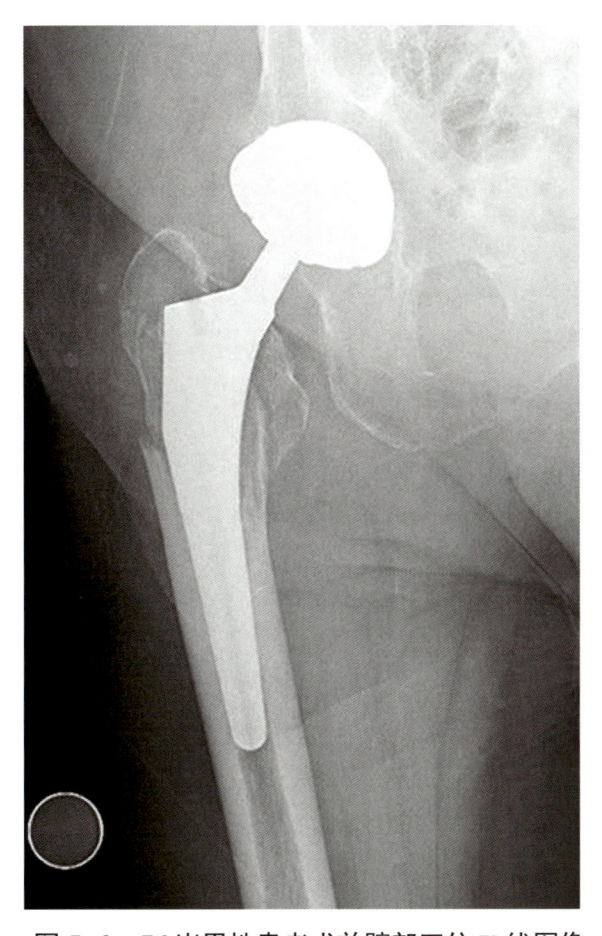

▲ 图 5-3 76 岁男性患者术前髋部正位 X 线图像
该男性摔伤后因髋关节疼痛急诊就诊，X 线片显示在单个时间点确定股骨柄的稳定性是困难的

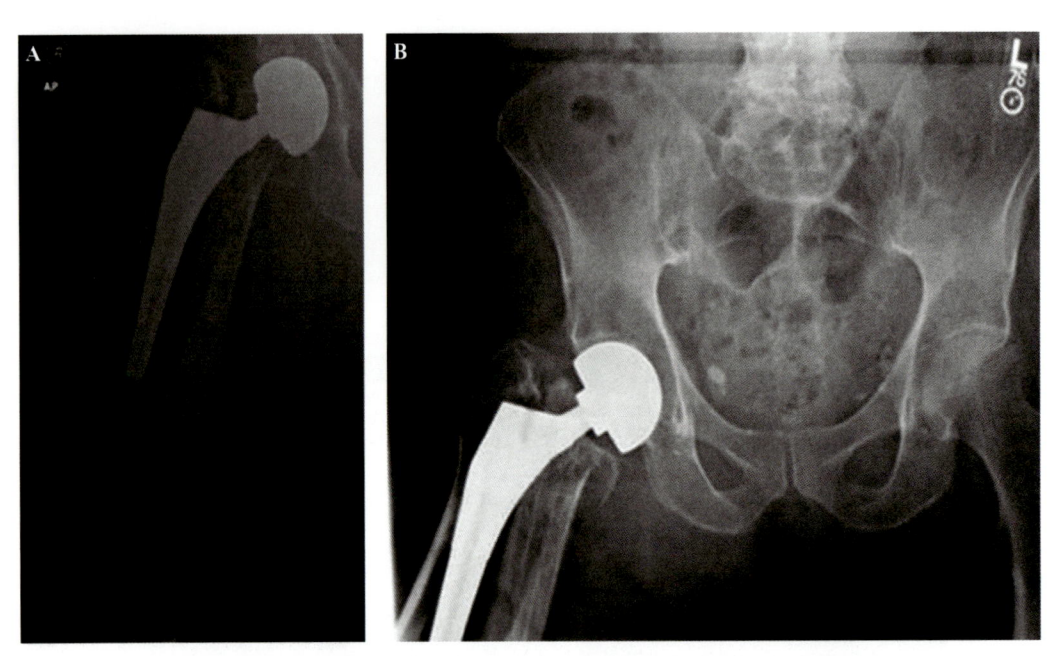

▲ 图 5-4　B 型假体周围骨折伴柄松动的患者术前 X 线图像
该图像放在术前计划中以供参考。A. 髋关节正位；B. 骨盆正位

二、手术治疗

（一）手术目标

股骨假体周围骨折的治疗目标是达到骨折愈合，恢复解剖学力线，恢复功能状态，早期活动，骨折愈合后假体稳定，以及获得合理假体生存时间[36-38]。在老年人群中，固定结构的使用时限应该比患者寿命长[39]，并且应尽可能保留骨量[12]。

（二）术前计划

任何复杂病例的成功都始于完整的术前计划。术前计划包括获取患者初次手术的手术记录，以了解手术入路和使用的假体。如果不能立即获得手术报告或者没有列出所使用的特定假体，也可以从手术记录中获得假体的标签。在存在假体位置不良或松动的情况下，应时刻准备好翻修髋臼假体。向手术室工作人员提供术前设备清单，以确保所有物品和植入物均可用于手术（表 5-1）。详细的手术计划（表 5-2）为手术过程提供了清晰的框架。

（三）术中要点和技巧

一旦骨折部位暴露应充分清创，评估骨折类型和柄稳定性并确定治疗方案。对于只有少量粉碎和骨块完整的骨折，可首先进行骨折复位并随后植入股骨柄，这将有利于骨的接触和加压。而且，通常可将骨折部位当作大转子延长截骨术（extended trochanteric osteotomy，ETO）的部位使用，这样有助于随后假体的植入并且可以容易复位，这项技术尤其适用于股骨近端内翻重塑和后倾的患者[37]。在 Levine 等的一项研究中，2 年随访 14 例患者，结果显示骨折和 ETO 处均愈合，并且所有股骨假体均有骨整合[37]。在 Mulay 的技术中，在大转子的前 1/3 和 2/3 交界处，通过的转子垂直截骨术将骨折本身向近端延伸。这可以无须剥离任何骨表面的软组织而直接暴露假体，因此保留了骨折碎片的血供，然后将假体与残留的骨水泥以及生物膜一起去除[38]。

表 5-1　详细的术前准备清单

患者体位：侧卧位，腋窝垫腋垫

手术台：可透视的手术台

定位器：Stulberg 髋部固定器（后侧垫单垫，前侧垫双垫）

C 形臂透视

电刀：50/50

自体血回收器

牵开器 / 特殊设备

　　自动牵开器 ×2

　　Adson-Beckman 牵开器 ×2

　　Hibbs 骨刀 ×2

　　Cobb 剥离器 ×2

　　Charnley 牵开器（浅钩和深钩）

　　髋臼牵开器

　　双足近端股骨牵开器

　　弯骨凿

　　高速磨钻（铅笔尖）

　　点式复位钳（大、中、小号）

　　培养拭子 / 标本容器

　　股骨扩髓钻

植入物

　　SL 翻修柄（如骨干区固定假体）

（续 表）

簇孔与多孔髋臼杯
高边髋臼内衬
股骨远端可变角度锁定板
Dall-Miles 钛缆（包括紧张器和大/小导向器）

表 5-2 术前计划

患者姓名：×××	诊断：右侧股骨假体周围骨折
年龄：××	手术日期：××
既往病史：××	术后抗凝：依诺肝素 6 周
既往手术史：××	术式：右侧 THA（半髋关节置换术后），可能进行 ORIF
过敏物：××	植入物：SL 翻修柄，股骨远端可变角度锁定板，钛缆，簇孔及多孔髋臼杯
药物：××	术后疼痛管理：羟考酮 5～10mg 每 4～6 小时一次，奥施康定 10mg 每天 2 次，加巴喷丁 300mg 每天 2 次，地西泮 5mg 根据需要每 6 小时一次

影像学：见图 5-4

Hgb：×	K⁺	Cr：×	BMI：××	白蛋白：××	INR：××
ESR：××				CRP：××	

核实：交叉备血 4 单位红细胞，术前抗生素给药，氨甲环酸给药

确认：当前的植入物——髋臼/股骨/头的大小

体格检查/神经血管状态/注意以前的切口

详细的术前手术技巧

体位

用垫在腰部的手术台床单将患者转移到手术台上，将床单/毯子留在担架上

如果在手术前有牵引，请将其取下

将患者置于侧卧位，右侧朝上，并应用髋部固定器固定

    单垫垫在骶骨上

    双垫分别垫在髂前上棘和耻骨联合，垫的位置稍靠近端并向远侧略倾斜

将蛋篓型定位架置于腿下；在左腋下放置 2 指宽的腋垫

将右臂固定在高架支臂板或枕头上

于脚踝处将下面的下肢固定在手术床上

（续表）

确保髋部固定器处于良好的位置，并允许髋部屈曲至 90°

骨盆应水平并稳定

铺单

将非无菌蓝色 U 形单覆盖在腹股沟周围，10-10 单覆盖在骨盆上部

将患肢悬挂在拐杖上

使用聚维酮碘刷进行非无菌擦洗

用聚维酮碘无菌擦布进行消毒

铺下面的无菌单

2 条无菌巾一起放在腹股沟周围，铺在皮肤上；1 个无菌巾横行覆盖在上骨盆

不透明的蓝色 U 巾从底部覆盖无菌巾

不透明的蓝色 U 巾从顶部覆盖无菌巾

不透水的弹力织物从足部套至 Gerdy 结节水平

标出旧切口并丢弃标记笔

在腿下部贴 Ioban 含碘贴膜

在腿上部贴 Ioban 含碘贴膜

铺带胶条的 U 形单

大单横形覆盖骨盆

手术入路：髋关节 / 股骨的后外侧扩大入路

评估旧切口：如果处于合适的位置，予以使用并延长

如果位置不良，使用新切口

仔细识别筋膜：用 Cobb 剥离器清理其表面

在股骨外侧肌嵴表面切开深筋膜并用 Mayo 剪刀完全剪开

识别臀大肌和臀中肌之间的平面

分开臀大肌并在深筋膜下方放置 Charnley 牵开器

确定股外侧肌的后缘

识别股骨后缘的臀大肌止点并松解（此处靠近坐骨神经，应小心）

沿股外侧肌的后缘向近端分离，显露后侧的关节囊并切开

在髋臼缘和后侧髂骨上向近侧延长入路

用 3 ~ 5 号 Ethibond 缝线标记后关节囊

后部结构可能因骨折而中断；若然，请以髋臼为参照

（续 表）

沿着股外侧肌向远端切开，通过股肌下入路显露股骨以显露骨折

识别并烧灼或结扎穿动脉

如有必要，使用弯骨凿和高速磨钻从大转子上小心地分开剩余的股骨假体

使用骨钩脱位并取出假体

髋臼准备（如果需要的话）

将牵开器放在髋臼前壁上（用扁桃体钳戳穿关节囊并撑开以形成通道）

将牵开器放在髋臼后壁上或髋臼横韧带下

完全显露后，检查先前的髋臼杯是否稳定

如果松动或位置不良，移除衬垫和螺钉（如果有）并使用假体取出骨刀去除臼杯

使用原髋臼的尺寸作为模板，减小2mm开始锉臼

最开始向内侧锉，然后按照正确的前倾和外展角度进行系列锉臼，以获得足够的边缘压配（在前上/后下柱之间）

一旦磨锉满意，植入髋臼假体

在后上象限用2枚螺钉固定臼杯

植入聚乙烯内衬并打紧

股骨准备

显露股骨近端和股骨干

使用Charnley拉钩，向前牵开大转子骨块

扩髓之前在骨折部位的远端预防性环扎钛缆（距离骨折线远端大约1个手指宽度或1cm的范围）

开始手动扩髓

扩髓直至获得骨干的咬合匹配

插入试模柄，连接组配式颈部/头部，复位髋关节以评估下肢长度和稳定性

　　如果髋关节复位后骨折块能"对齐"，则长度基本恢复正常

用透视检查骨折复位情况/长度

植入股骨柄

放置标准长度的假体颈部和+0头的试模

评估稳定性

如果稳定性可以接受，在股骨上用电刀进行标记

取出试模并植入真正的假体

复位髋关节

用高速磨钻打磨大粗隆的内侧面（如果由于过度的内翻重塑而需要）

（续表）

> 使用点式复位钳将大转子骨块复位至股骨，然后在小转子水平以下用 2～3 根钛缆固定
>
> **关闭切口**
>
> 用 3L 温热生理盐水冲洗
>
> 用股外侧肌覆盖股骨干
>
> 用空针穿上先前缝在关节囊上的高强度缝线修复后关节囊
>
> 放置筋膜下引流管，从近端前外侧穿出
>
> 1 号薇乔线间断缝合筋膜
>
> 2-0 号薇乔线缝合深层真皮
>
> 3-0 号尼龙皮肤垂直褥式缝合（如果使用以前的切口）；如果使用新的切口，可用皮钉关闭切口
>
> 根据对水肿/引流评估确定是否需要用切口真空敷料；必要时，将负压海绵置于皮肤非黏性敷料之上；在 80mmHg 吸力下放置 3～5 天
>
> **术后计划**
>
> 足趾触地负重（10～20 磅）
>
> 髋关节后脱位预防措施；6 周内不能主动外展；外展枕
>
> 交接班时引流＜20ml 移除引流管
>
> 预防深静脉血栓 6 周
>
> 使用抗生素至培养结果回报
>
> 随访关注培养结果
>
> 物理治疗/职业治疗

THA. 全髋关节置换术；ORIF. 切开复位内固定术；Hgb. 血红蛋白；K. 钾；Cr. 肌酐；BMI. 体重指数；INR. 国际标准化比率；ESR. 红细胞沉降率；CRP. C 反应蛋白

在确定骨折的远端范围后，应在距骨折远端大约 1.5cm 或 1 个指宽处用钛缆环扎固定股骨干（图 5-5）。这样做有两个目的：首先，当植入新的股骨柄时，放置预防性环扎钛缆可防止骨折线扩展；此外，该钛缆还可以作为放射线标记来评估假体是否发生移位[37, 38, 40]。首先手动扩髓，然后电动扩髓直到股骨翻修柄能够获得 4～6cm 的固定范围。与翻修股骨柄的直径相比，股骨扩髓直径通常小 0.5cm。对于全多孔涂层的骨干匹配股骨柄，需要 4～6cm 的皮质骨来保证足够的远端固定和可接受的骨整合率[37]。如果股骨柄在最后的打入过程中不再前进，应该取出股骨柄并进一步扩髓，以便股骨柄能够插入足够的深度[41]。植入股骨柄之后，在骨折最终复位之前，安装组配式的近端假体/颈部，评估髋关节复位后的稳定性。将组

配的近端假体和颈部部件调至适当的前倾位置至关重要。为了评估假体的旋转，可以使用几个标志：股骨嵴：可能会被骨折破坏，但是如果已经在股骨柄周围将骨折临时复位，则股骨嵴很容易看到，此时可以将其用作股骨后表面的标记。膝关节的股骨通髁线也是一个有用的标志，可以用来调整假体的前倾。总原则是，如果在髋关节复位时骨折碎片能合理地对线，这可以作为判断软组织张力和偏距是否合适的标志。

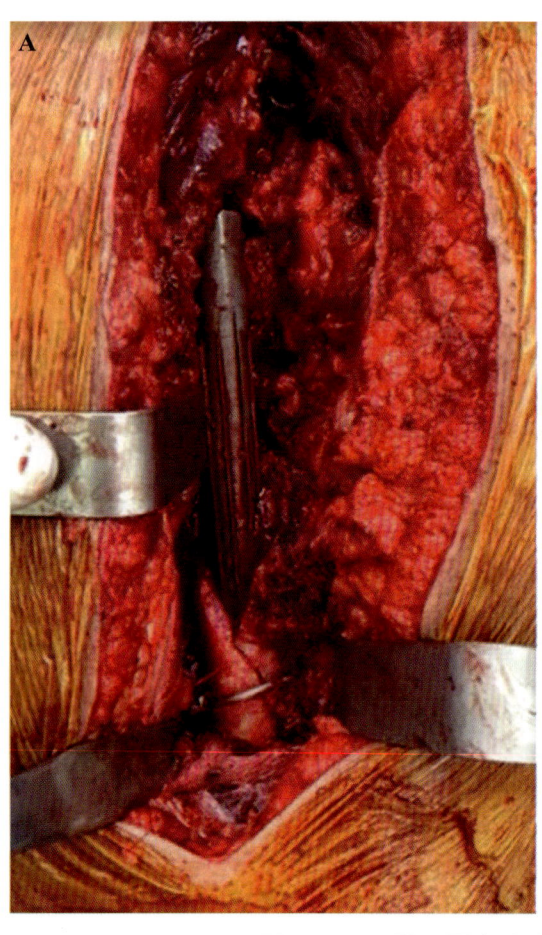

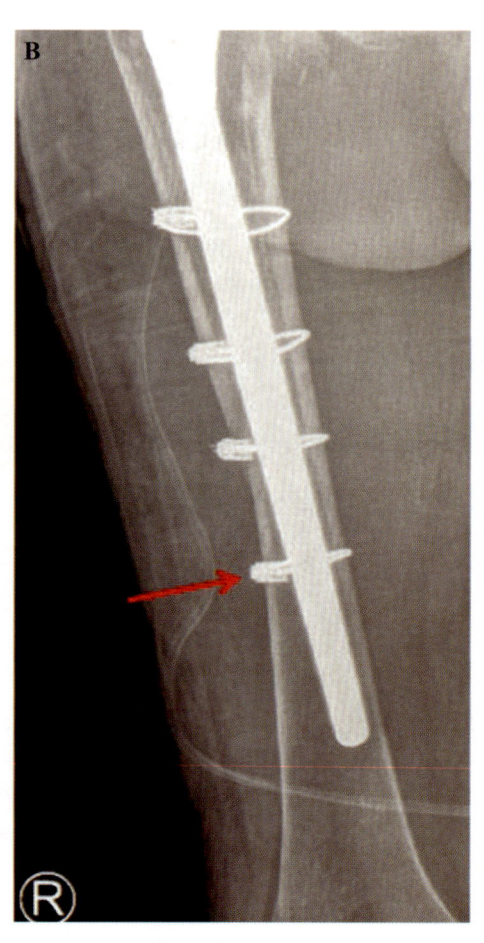

▲ 图 5-5 股骨干固定术中图及术后 X 线图像

A. 显露和植入试模柄的术中图。在骨折部位的远端预防性环扎钛缆，以防止在扩髓和打入试模过程中造成骨折线延伸。钛缆用于消除环箍应力。充分显露整个骨折对于确保合适的钛缆位置至关重要；B. 远端股骨干的术后前后位 X 线片，箭示意最远端钛缆的位置

一旦股骨柄在远端获得固定，将骨折块或 ETO 复位到假体表面，应注意保留骨折块上附着的任何软组织以保持血供，这将有助于成骨[42]。用中号和小号点式复位钳进行复位（图 5-6），在股骨干上穿钛缆并扎紧，将侧方骨折块解剖复位并固定在假体上。应使用多根钛缆以确保足够的稳定性。固定完毕后安装颈部（如果是组配的）和试模头。将股骨头复位到髋臼中，再次通过几个姿势确认髋关节的稳定性。这些姿势包括伸展和外旋、睡眠位和屈曲/内旋。还应评估下肢长度，可以通

过增加或减少偏距对下肢长度进行调整。一旦确认已获得合适的稳定性，植入最终的假体。修复髋关节囊和（或）外旋肌群以增加髋关节的稳定性并减少脱位的风险。筋膜和皮肤以标准方式缝合。如果担心伤口并发症，可以使用临时负压敷料 3～5 天，以减少皮肤张力并提高愈合能力[43]。使用助行器使患者足趾触地负重（10%）。物理治疗在术后第一天开始，如果担心脱位或外展肌功能不全，可以使用外展支具 6 周。

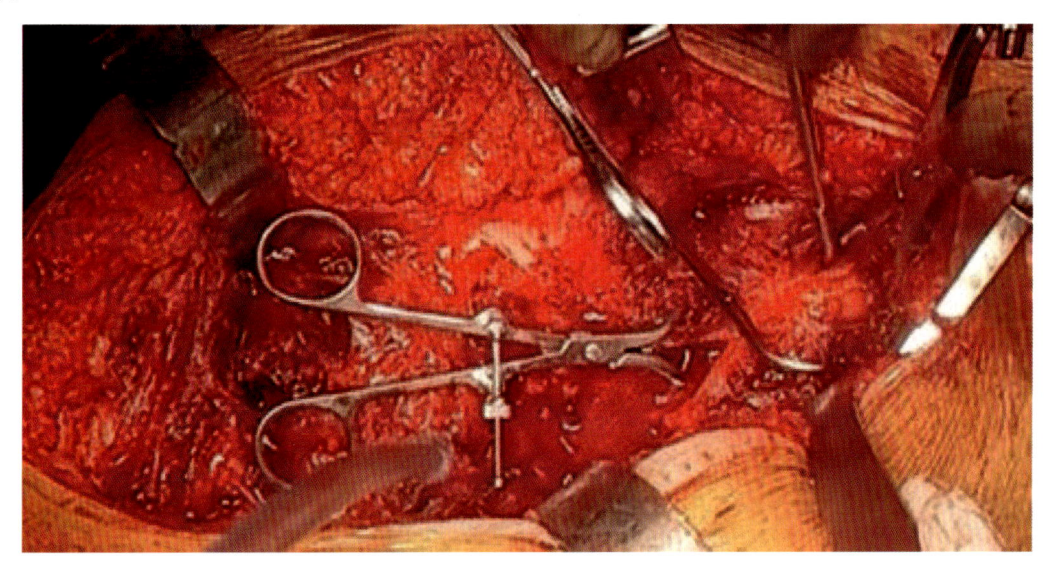

▲ 图 5-6 假体周围骨折块的复位术中图像

开始复位时应该始终使用最小的点式复位钳。使用具有降速锁紧装置的钳具可用于精确控制对骨块的压缩和进行微调（由 Neil Sheth 博士提供）

（四）辅助钢板固定

对于 B_2 和 B_3 型骨折，一旦进行假体翻修，骨折基本上就转变为 B_1 型。在这种情况下，可以加用锁定钢板以增加稳定性，防止假体下沉，并通过将载荷分布至整个骨骼上以避免应力集中和潜在的骨折来保护剩余的股骨。一些研究评估了钢板在假体周围骨折中的使用[34, 44, 45]。采用这种技术时，几个关键点至关重要。首先，必须选择一个能允许螺钉理想地穿过股骨柄前后部的钢板。这样能确保至少有一些螺钉是双皮质固定的，这就提高了结构的稳定性[46]。在此固定钢板之前，应在手术室中用透视评估钢板的平衡情况。根据螺钉孔的位置，钢板应该稍偏前或偏后，而不是直接放在正侧方。一旦获得了满意的钢板平衡，应按照以下实用流程固定钢板，"钢针，钢针→拉力钉，拉力钉→锁定钉，锁定钉"。首先用 2.0mm 克氏针将钢板临时固定到股骨近端，然后在固定钢板远端之前通过透视确认钢板的旋转。一旦临时固定，先将非锁定螺钉拧入钢板的近端和远端以拉住骨干。在锁定钢板之前将钢板尽可能地拉近骨面能提供最大的稳定性，因为这样钢板会最接近股骨干的旋转中心。一旦将骨干拉住，在钢板的全长范围内钉入锁定和非锁定螺钉进行混合固定。螺钉分布应该在整个钢板长度上允许固定 10 个皮质骨，并尽量使大多数螺钉能够双皮质固定[45]。使用锐钻头和钻头上的摆动功能可以帮助钻头穿过假体周围有限的皮质骨。在螺钉无法固定的区域，可以在钢板和股骨周围穿过辅助钛缆来固定。但是，使用钛缆必须慎重，只有在绝对需要时才使用（图 5-7）。

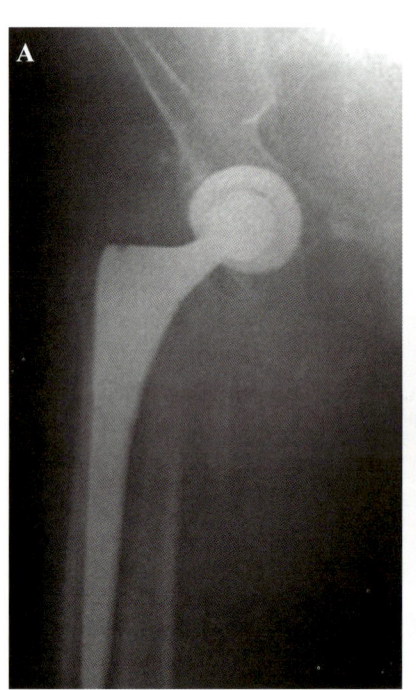

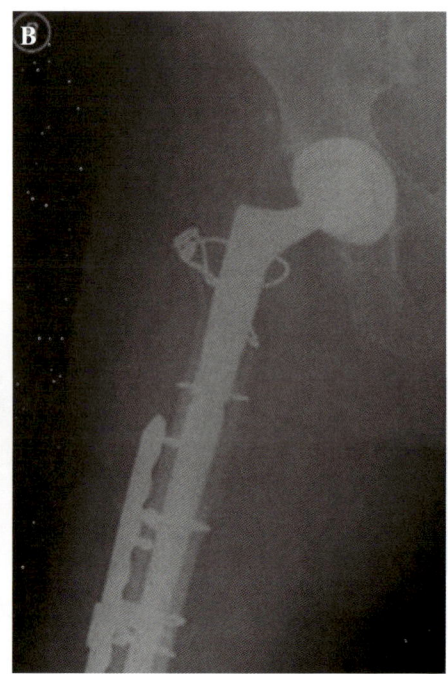

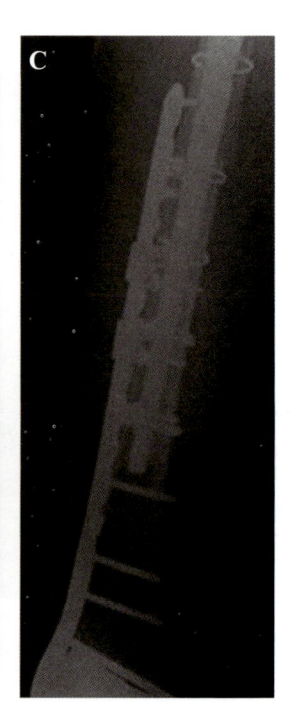

▲ 图 5-7　91 岁女性患者跌倒后 X 线图像

91 岁女性患者跌倒后送至急诊，右腿呈扭曲状。患者跌倒后立刻感到疼痛且无法负重。A. 前后位 X 线图，显示在干骺端固定初次柄的周围有螺旋斜行假体周围骨折。B、C. 股骨的前后位 X 线图，显示骨干固定的长柄假体，辅助外侧股骨锁定钢板用于将应力分散至整个股骨，以防止应力集中和假体间骨折。使用螺钉和钛缆混合固定钢板。锁定螺钉穿过全膝关节假体的水泥壳。在髋关节假体的远端也使用螺钉，作为防止下沉的基座

（五）假体的选择

从历史上看，股骨假体周围骨折伴股骨柄松动时采用骨干固定的长柄假体进行翻修。随着假体的改进，许多外科医生现在使用组配假体来精细地调整前倾[13]。然而，关于最合适的治疗方式仍然存在争议[36]。

广泛多孔涂层一体式股骨柄是治疗 B_2 型骨折的可靠假体（图 5-8）。这些假体的设计是跨过骨折部位 4～6cm。Springer 等报道用这类柄处理的骨折比其他类型的柄具有更高的在位率、更稳定的固定和更低的骨不连续[47]。在为期 2～9 年的随访中，Weber 等发现在使用 Wagner 柄的 39 例患者中，有 2 例出现松动。其余所有病例假体稳定长达 9 年。Wagner 柄的优点是设计简单、骨干固定和旋转稳定，唯

一可能断裂的部位是头颈连接区域[48]。Wagner 柄于 1987 年开始使用，但是其假体下沉率高达 50%，如果下沉高度 < 10mm，在临床上可能是无意义的[49]。O'Shea 等对 22 例患者进行了回顾性临床研究和影像学评估，平均随访 33.7 个月，其中 10 例是 B_2 型骨折，12 例是 B_3 型骨折。他们使用非骨水泥广泛涂层柄进行翻修，结果显示愈合率为 91%，18 例结果为优[28]。Garcia-Rey 等也同样得出了良好的结果。他们报道了 20 例 B_2 型骨折和 15 例 B_3 型骨折，35 例患者采用广泛涂层一体式股骨柄进行翻修。所有髋关节 X 线片均显示骨长入和骨折愈合。虽然 19 例髋关节出现假体下沉的迹象，但在临床或功能上没有影响[42]。然而，这些柄确实有并发症。Sheth 等报道了 21 例 B_2 型和 B_3 型骨折，发现并发症的风险为 33%，包括不稳定、下沉、感染、异位骨化和截骨不愈合[29]。

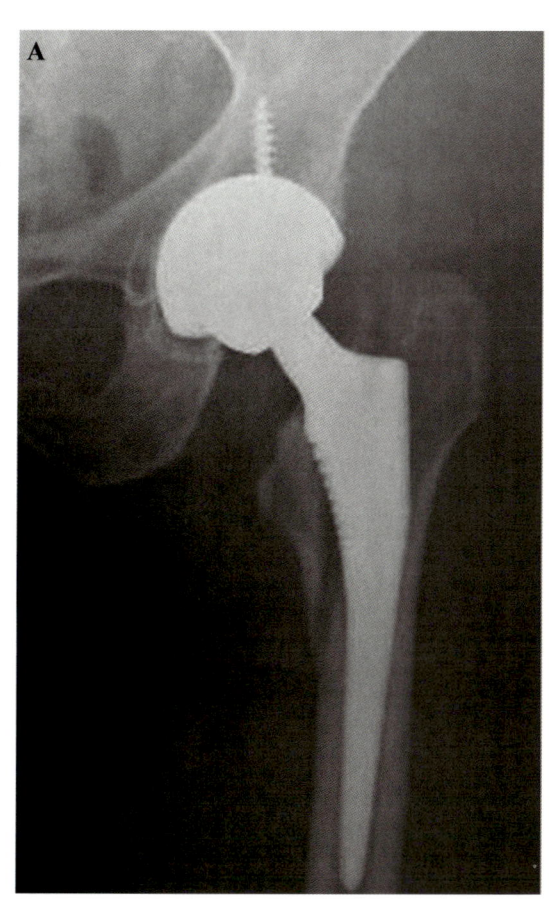

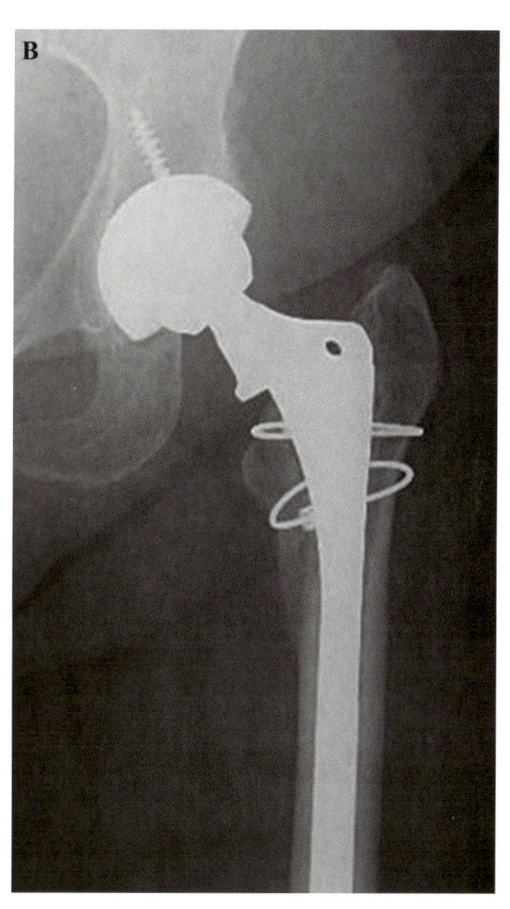

▲ 图 5-8　72 岁女性患者左侧髋关节术前术后 X 线图像

A. 左侧髋关节的术前前后位 X 线图，显示 B_2 型假体周围骨折。初次全髋关节置换采用的是干骺端固定的扁平楔形锥形柄。B. 术后 X 线图，显示使用带颈领的全多孔涂层一体式股骨柄进行翻修固定。这个病例在植入股骨柄之前预防性地在远端环扎钛缆。第二根近端钛缆用于固定小转子的骨折块。（由 Neil Sheth 博士提供）

虽然广泛多孔涂层柄在临床上获得了许多成功，但组配式翻修柄近年来变得越来越流行，因为其可以独立实现翻修术的很多目的（图 5-9，图 5-10）。首先，柄的远端部分能够在穿过骨折的同时将假体固定在股骨的峡部。柄的近端部分可用于调节柄的前倾角、偏距和长度以最大化地获得稳定[50]。Abdel 等评估了 44 例采用带槽锥形柄治疗的 B_2 型（25 例）或 B_3 型（19 例）骨折患者，平均随访时间为 4.5 年，他们报道了 98% 的影像学治愈率，虽然他们确实在 8 例患者中使用了同种异体皮质骨支撑植骨，但许多患者在不需要植骨的情况下重建了其股骨近端的骨量。在最近的随访中，平均髋关节 Harris 评分为 83[51]。在采用类似股骨柄的其他研究中，Park 等和 Mulay 等发现骨折愈合率超过 91%[38, 52]。Mulay 的研究小组发现前 6 个月股骨柄平均下沉 5mm。为了阻止下沉，一些学者介绍了在远端股骨柄上穿入交锁螺钉的方法。Fink 等报道，采用远端固定的非骨水泥组配翻修柄成功治疗了 9 例的 Vancouver B_2 型和 B_3 型骨折的患者。如果股骨峡部因骨折受到破坏或固定的长度 < 3cm，则额外使用交锁螺钉进行固定。通过这种方式，在至少 2 年的随访中没有超过 5mm 的柄下沉或者假体松动[53]。同样，Mertle 等回顾性地研究了来自法国 14 个骨科中心的 725 例髋翻修病例，这些病例均采用了交锁柄，适应证包括 150 例假体周围骨折。这些骨折中的大多数（70%）是 Vancouver B_2 型或 B_3 型。这些病例使用了 7 种不同的远端锁定柄：部分羟基磷灰石涂层的组配式直柄 205 个，部分羟基磷灰石涂层的组配式弧形柄 405 个，全羟基磷灰石涂层的组配式弧形柄 115 个，平均随访 4.5 年。在假体周围骨折的情况下，95% 的病例获得了骨折愈合，但 20% 的患者存在大腿痛。因此，锁定柄应用于假体周围骨折的优点是高愈合率，螺钉可提供旋转稳定性，并且允许立即负重和无柄下沉的情况[54]。但是，有时交锁螺钉可能会断裂。Learmonth 报道了用交锁柄治疗的 22 例假体周围骨折中有 5 例出现螺钉断裂，失败的原因被归结为柄太细[55]。

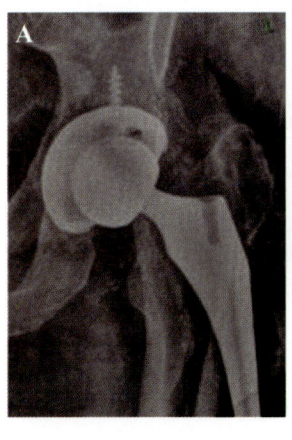

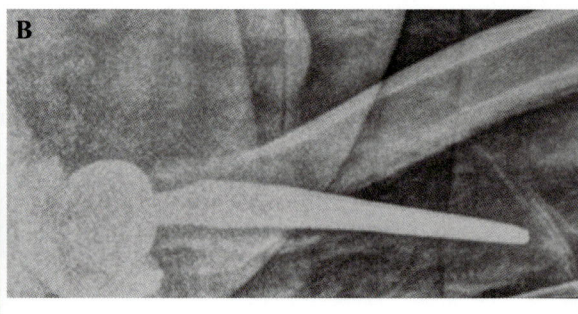

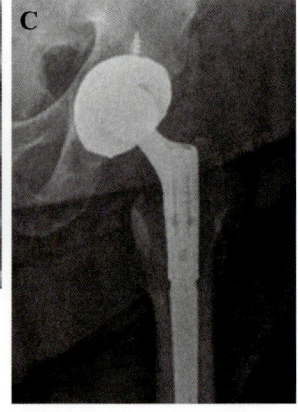

▲ 图 5-9　67 岁男性患者 THA 术后 1 周 X 线图像

患者 THA 术后 1 周，就诊于创伤科。患者无法负重且一直感到疼痛。最近没有受过外伤。A、B. 分别为正位和仰卧水平侧位 X 线图，显示股骨柄位于股骨髓腔后外侧。术中可以用球头导丝通过透视检查确认导丝是否在股骨髓腔内。C. 术后正位 X 线图，显示组配式骨干固定股骨柄

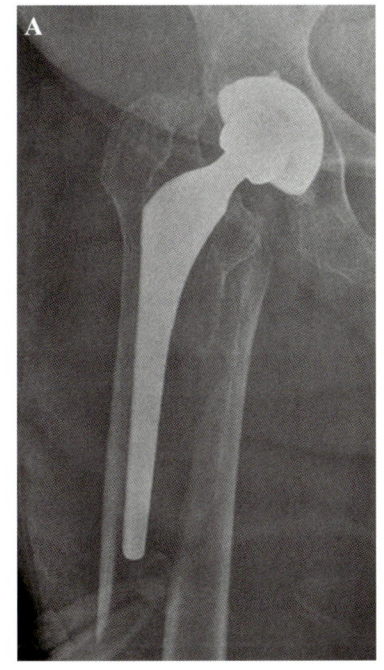

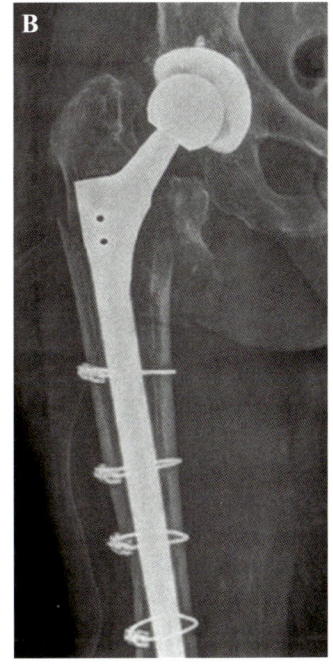

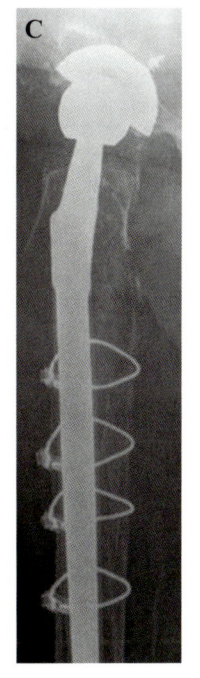

▲ 图 5-10　95 岁女性患者股骨 X 线图像

患者在家中被发现并且被送至急诊室就诊。其右侧下肢短缩。A. 正位 X 线图，显示股骨柄疑似松动的假体周围骨折。B、C. 术后正位（B）和侧位（C）X 线图，显示采用组配式骨干固定股骨柄翻修，并用多根钛缆辅助固定和复位骨折。鉴于近端粉碎骨折和股骨距骨折，能调整前倾有助于使假体获得最大的稳定性

（六）B₃ 型骨折的特殊考虑

处理 Vancouver B₃ 型骨折是最大的挑战。在近端骨量不足和有游离骨块的情况下，已经建立了几种技术来重建股骨近端解剖结构。同种异体骨支撑植骨、打压植骨、同种异体骨 – 假体复合结构（allograft-prosthesis composites，APC）和近端股骨替代置换术都是外科医生翻修 Vancouver B₃ 型骨折的手段。

对于股骨峡部以远的某些类型骨折，如骨折粉碎严重、骨丢失和骨髓腔几何形状不良的膨胀畸形，不能使用长柄假体，此时可以采用或不用金属网重建的打压植骨技术，该技术最初是应用于髋臼内陷病例，该技术涉及在植入骨水泥柄之前将新鲜的皮质 – 松质骨打压到股骨髓腔中以形成新的骨内膜[56]。某些患者群体（例如骨盆放疗）由于缺乏长期的血供重建和骨整合，不适合该手术。同样，正常侧股骨髓腔的术前模板测量对于选择股骨假体的尺寸和长度很重要。Lee 等描述了一种有用的植骨技术，目标是用金属网跨过骨折部位超过 2 倍皮质骨直径。首先将水泥塞放置在跨过骨折部位所需长度以远的 2cm 处，然后在水泥塞上打压同种异体骨，制作假体的远端骨壳。用光滑的锥形扩髓器和扩孔器，可以将同种异体移植骨打压入周围的骨皮质层以重建骨量。然后植入假体。在他们的 7 例患者中，100% 获得了骨折愈合，而股骨柄的平均下沉为 4.3mm，所有假体均被认为是稳定的[57]。他们

选择这种技术而不是传统的非骨水泥全多孔涂层的长柄股骨假体，原因在于他们认为股骨峡部的髓腔几何结构妨碍了假体的使用。他们担心的是，峡部的粉碎性骨折导致股骨髓腔不能为假体提供足够的刮擦匹配固定长度（4～8cm）[56, 57]。Fetzer等报道了一组26例骨水泥股骨柄翻修的病例，中期随访4～8年，在最后一次随访中打压植骨的病例均没有再次翻修，影像学显示假体无松动[58]。但是，确实有其他并发症发生，包括脱位（12%）和随后的髋臼翻修以及术后股骨骨折（12%）。在对 B_2 型和 B_3 型骨折打压植骨的最大研究中，Tsiridis等报道了75例接受或不接受植骨的长或短柄患者，分析影像学的愈合时间。在采用长柄和打压植骨治疗的患者中，有88%的患者愈合，而采用短柄和植骨治疗的患者只有57.1%的愈合率。植骨增加了长柄组骨折愈合的可能性，平均愈合时间为7.44个月（3～12个月）[59]。

虽然APC不如近端替代假体那样越来越受欢迎，但对于近端骨量较差的股骨假体周围骨折来说仍然是一种选择。造成近端骨量不足这一具有临床挑战性问题的原因包括感染、骨溶解、应力遮挡和机械松动[60]。APC适用于年轻患者。老年患者可能无法耐受冗长的手术过程或术后无法遵守负重限制，故更适合近端股骨替代置换。作为术前计划的一部分，使用带有标尺的 X 线片确定所需的同种异体骨的大致长度。然而，因为预期术中会对植骨块进行修整，同种异体骨的长度需要比测量的股骨缺损更长。最后，同种异体骨应该与宿主股骨有大致相同的直径，因为宿主和移植物之间的不匹配可能导致在植入柄时有困难[61]。此外，如果植骨块比宿主骨略细，则外科医生能够将其套叠到宿主骨中，以便更好地固定。

在异体骨小转子近侧约1cm处截断股骨颈，并且在远端处做阶梯状截骨以增加旋转稳定性。如果宿主股骨的大转子有外展肌附着，则可以将异体骨大转子截骨并切除。为了调整腿长，应截除植骨块的远端部分，而不是按传统方法在股骨颈截骨。植骨块用直的硬钻扩髓，用骨水泥将股骨假体黏合到植骨块上，应确保假体的前倾合适。重要的是，宿主的股骨髓腔通常比植骨块更宽。因此，外科医生应该选择适合异体骨的假体，因为对同种异体骨过度扩髓以容纳更大的假体会导致其强度减弱。下一步是宿主股骨的处理。通过粗隆截骨术显露股骨。对股骨进行截骨以便和植骨块的截骨处相对合。在另一个手术台将假体用骨水泥黏合于植骨块，这样可防止骨水泥进入植骨块-宿主骨接口，否则会干扰愈合并产生应力遮挡区[61]。然后将同种异体骨-假体插入到宿主股骨中，并且用环扎钛缆来固定接口处。该柄应至少超过截骨部位2倍皮质骨的直径或至少4cm[62]。如果需要，可以使用皮质骨板甚或钢板作为辅助固定。

很少有研究报道APC的长期疗效。Wang等回顾性分析了15例用APC技术重建 THA 失败的患者（其中 4 例感染者）的中期结果。同种异体骨的平均长度为 11cm。在平均 7.6 年的随访期内，10 例患者（67%）保留了他们的同种异体骨 – 假体结构，这被认为是成功的。13 例（86%）患者影像学上已愈合。术后髋关节平均 Harris 评分比术前改善。其他 5 例患者因感染或失败而移除了假体[63]。Babis 等报道 APC 患者的 10 年生存率为 69%，并且发现术前骨丢失（Paprosky Ⅳ型）、多次髋关节翻修以及同种异体骨长度是生存率的预测因素。在结果方面，使用阶梯状接口或套叠技术在统计学上没有显著意义。与使用 APC 相关的并发症包括脱位（3%～54%）、植骨块与宿主界面不愈合（4%～20%）、转子间骨不连续（25%～27%）、感染（3%～8%）、骨折（2%～5%）和松动（1%～12%）[62]。

在不能进行骨重建的情况下，股骨近端替代置换（the proximal femoral replacement，PFR）或巨大假体（mega prosthesis）是最后的手段（图 5-11）。应该努力最大化地保留自体股骨的长度，因为 PFR 的结果直接受剩余股骨长度的影响[64]。需要制定仔细的术前计划以确定假体的长度。由于组配式假体可以增加或减少长度，因此可以在术中进行一些调整。然而，延长会付出代价，因此平衡软组织张力与坐骨神经延长度是至关重要的。为了保护外展肌功能，应尽可能将软组织缝合到假体上，以避免步态和外展肌强度的问题。应尽可能保护躯干 – 臀肌悬带（股外侧肌—大转子—臀中肌）[65]。为了增加保护，术后 6 周患肢负重时通常佩戴外展支具。

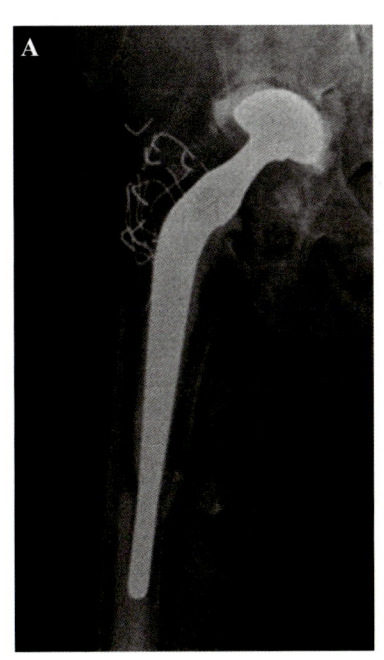

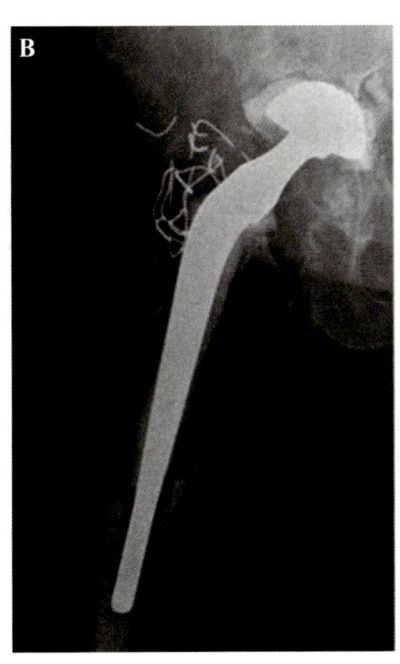

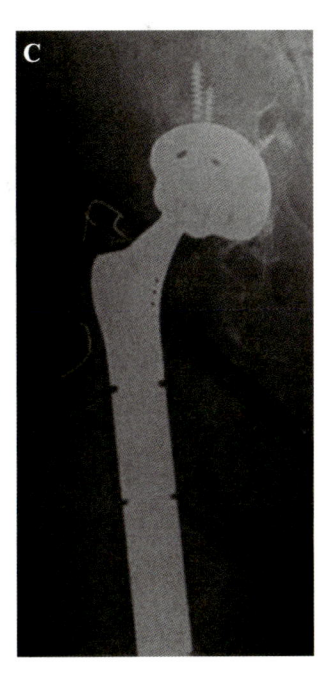

▲ 图 5-11 99 岁女性患者 THA 15 年后摔倒股骨 X 线图像

99 岁女性患者 15 年前行 THA，摔倒后送急诊室就诊。A、B. 股骨近端正位和侧位 X 线图，显示经骨水泥壳延伸的假体周围骨折；C. 考虑到患者的年龄和骨量不足，植入近端股骨替代型假体，将保留的外展肌群复合体缝合到假体上以保护外展肌的力臂

Klein 等报道了 Vancouver B$_3$ 型骨折后应用 PFR 的结果。在他们研究的 21 例患者中，20 例在最近的平均 3.2 年随访时间里能够行走且疼痛极轻。并发症发生率相对较高，包括需要冲洗和清创的持续伤口渗出（2 例）、脱位（2 例）、股骨柄远端股骨再骨折（1 例）、髋臼 cage 失败（1 例）[66]。为了防止外展肌薄弱或缺失导致的高脱位率，外科医生可以选择限制性内衬。重要的是，这需要髋臼假体已经有骨长入，因为施加在新髋臼杯上的高剪切力将导致其早期失败。

McLean 等还回顾性分析了 20 例患者，其中 15 例 Vancouver B$_3$ 型骨折或股骨近端骨折切开复位内固定失败的患者接受了 PFR。他们在手术时的平均年龄为 72 岁，从初次 THA 开始已经过去了平均 12.5 年。在平均 2 年的随访中，有 6 例严重并发症，其中 3 例术后脱位，2 例持续深部感染（术前出现），1 例在 PFR 柄远端发生假体周围骨折[65]。因此，虽然 PFR 可作为 Vancouver B$_3$ 型骨折的一种合理补救手术，并且允许立即负重，但是仍然有很高的与该手术相关的并发症发生率，并且几乎没有挽救措施。

三、结论

面对 THA 数量在美国呈指数增长的情况，年轻且更活跃的人群以及骨量较少的老年患者的假体周围骨折风险也随之增加。关节置换和创伤外科医生都必须发展和训练治疗这些复杂损伤的技能，以保证患者的最佳利益。术前计划至关重要。治疗的关键之一是确定股骨柄的稳定性。如果股骨柄松动，大多数外科医生都倾向于选用穿过骨折部位的骨干固定长柄进行翻修。手术的首要目标是恢复力学稳定性、改善功能，并提供稳定、无痛且可负重的关节。如果不适合使用远端固定的一体式或组配式股骨柄，则选择打压植骨、APC 或 PFR 进行重建。

作者对假体周围骨折伴股骨柄松动给出以下技巧和窍门。

- 术前计划是治疗这些损伤的最重要步骤。
- 充分显露，描绘骨折线的范围和轨迹。
- 预防性地在骨折部位的远端环扎钛缆以防止骨折线延伸。
- 如果可能，应手动扩髓以避免股骨髓腔爆裂。
- 在骨折复位之前使用试模柄和组配式体 / 颈部组件。
- 使用骨折块的复位位置作为指导，评估长度和软组织张力。
- 使用股骨嵴或股骨髁上轴线评估组配式假体的体 / 颈部前倾。

- 明智地使用辅助钢板固定和使用"钢针，钢针－拉力钉，拉力钉－锁定钉，锁定钉"的方案固定螺钉。
- 使用术中透视评估重建结构的位置。

参考文献

[1] Berry DJ. Epidemiology: hip and knee. Orthop Clin North Am. 1999;30(2):183–90.

[2] Kurtz S, Ong K, Lau E, Mowat F, Halpern M. Projections of primary and revision hip and knee arthroplasty in the United States from 2005 to 2030. J Bone Joint Surg Am. 2007;89(4):780–5.

[3] Haddad FS. Periprosthetic femoral fractures: a window into some of the challenges we face. Bone Joint J. 2016;98B(4): 433–4.

[4] Lindahl H. Epidemiology of periprosthetic femur fracture around a total hip arthroplasty. Injury. 2007;38(6):651–4.

[5] Moreta J, Aguirre U, de Ugarte OS, Jauregui I, Mozos JL. Functional and radiological outcome of periprosthetic femoral fractures after hip arthroplasty. Injury. 2015;46(2):292–8.

[6] Ricci WM. Periprosthetic femur fractures. J Orthop Trauma. 2015;29(3):130–7.

[7] Macdonald SJ, Paprosky WG, Jablonsky WS, Magnus RG. Periprosthetic femoral fractures treated with a long-stem cementless component. J Arthroplast. 2001;16(3):379–83.

[8] Bethea JS, DeAndrade JR, Fleming LL, Lindenbaum SD, Welch RB. Proximal femoral fractures following total hip arthroplasty. Clin Orthop Relat Res. 1982;170:95–106.

[9] Duncan CP, Masri BA. Fractures of the femur after hip replacement. Instr Course Lect. 1995;44: 293–304.

[10] Bhattacharyya T, Chang D, Meigs JB, Estok DM, Malchau H. Mortality after periprosthetic fracture of the femur. J Bone Joint Surg Am. 2007;89(12):2658–62.

[11] Carli AV, Negus JJ, Haddad FS. Periprosthetic femoral fractures and trying to avoid them: what is the contribution of femoral component design to the increased risk of periprosthetic femoral fracture? Bone Joint J. 2017;99B(1 Supple A):50–9.

[12] Marsland D, Mears SC. A Review of Periprosthetic Femoral Fractures Associated With Total Hip Arthroplasty. Geriatr Orthop Surg Rehabil. 2012;3(3):107–20.

[13] Shah RP, Sheth NP, Gray C, Alosh H, Garino JP. Periprosthetic Fractures Around Loose Femoral Components. J Am Acad Orthop Surg. 2014;22(8):482–90.

[14] Streit MR, Merle C, Clarius M, Aldinger PR. Late periprosthetic femoral fracture as a major mode of failure in uncemented primary hip replacement. J Bone Joint Surg Br. 2011;93(2): 178–83.

[15] Cook RE, Jenkins PJ, Walmsley PJ, Patton JT, Robinson CM. Risk factors for periprosthetic fractures of the hip: a survivorship analysis. Clin Orthop Relat Res. 2008;466(7):1652–6.

[16] Meek RM, Norwood T, Smith R, Brenkel IJ, Howie CR. The risk of peri-prosthetic fracture after primary and revision total hip and knee replacement. J Bone Joint Surg Br. 2011;93(1):96–101.

[17] Singh JA, Jensen MR, Harmsen SW, Lewallen DG. Are gender, comorbidity, and obesity risk factors for postoperative periprosthetic fractures after primary total hip arthroplasty? J Arthroplast. 2013;28(1):126–31.

[18] Harris B, Owen JR, Wayne JS, Jiranek WA. Does femoral component loosening predispose to femoral fracture? An in vitro comparison of cemented hips. Clin Orthop Relat Res. 2010;468(2): 497–503.

[19] Lindahl H, Malchau H, Herberts P, Garellick G. Periprosthetic femoral fractures classification and demographics of 1049 periprosthetic femoral fractures from the Swedish National Hip Arthroplasty Register. J Arthroplast. 2005;20(7):857–65.

[20] Beals RK, Tower SS. Periprosthetic fractures of the femur. An analysis of 93 fractures. Clin Orthop Relat Res. 1996;327: 238–46.

[21] Thien TM, Chatziagorou G, Garellick G, Furnes O, Havelin LI, Mäkelä K, et al. Periprosthetic femoral fracture within two years after total hip replacement: analysis of 437,629 operations in the Nordic Arthroplasty Register Association database. J Bone Joint Surg Am. 2014;96(19):e167.

[22] Abdel MP, Houdek MT, Watts CD, Lewallen DG, Berry DJ. Epidemiology of periprosthetic femoral fractures in 5417 revision total hip arthroplasties: a 40 year experience. Bone Joint J. 2016;98B(4):468–74.

[23] Ghanem E, Houssock C, Pulido L, Han S, Jaberi FM, Parvizi J. Determining "true" leukocytosis in bloody joint aspiration. J Arthroplast. 2008;23(2):182–7.

[24] Pike J, Davidson D, Garbuz D, Duncan CP, O'Brien PJ, Masri BA. Principles of treatment for periprosthetic femoral shaft fractures around well-fixed total hip arthroplasty. J Am Acad Orthop Surg. 2009;17(11):677–88.

[25] Chevillotte CJ, Ali MH, Trousdale RT, Larson DR, Gullerud RE, Berry DJ. Inflammatory laboratory markers in periprosthetic hip fractures. J Arthroplast. 2009;24(5):722–7.

[26] George J, Kwiecien G, Klika AK, Ramanathan D, Bauer TW, Barsoum WK, et al. Are Frozen

Sections and MSIS Criteria Reliable at the Time of Reimplantation of Two-stage Revision Arthroplasty? Clin Orthop Relat Res. 2016;474(7):1619–26.

[27] Kwiecien G, George J, Klika AK, Zhang Y, Bauer TW, Rueda CA. Intraoperative frozen section histology: matched for musculoskeletal infection society criteria. J Arthroplast. 2017;32(1): 223–7.

[28] O'Shea K, Quinlan JF, Kutty S, Mulcahy D, Brady OH. The use of uncemented extensively porous-coated femoral compon-ents in the management of Vancouver B_2 and B_3 periprosthetic femoral fractures. J Bone Joint Surg Br. 2005;87(12):1617–21.

[29] Sheth NP, Brown NM, Moric M, Berger RA, DellaValle CJ. Operative treatment of early periprosthetic femur fractures following primary total hip arthroplasty. J Arthroplast. 2013;28(2): 286–91.

[30] Kim Y, Tanaka C, Tada H, Kanoe H, Shirai T. Treatment of periprosthetic femoral fractures after femoral revision using a long stem. BMC Musculoskelet Disord. 2015;16:113.

[31] Brady OH, Garbuz DS, Masri BA, Duncan CP. The reliability and validity of the Vancouver classification of femoral fractures after hip replacement. J Arthroplast. 2000;15(1):59–62.

[32] Naqvi GA, Baig SA, Awan N. Interobserver and intraobserver reliability and validity of the Vancouver classification system of periprosthetic femoral fractures after hip arthroplasty. J Arthroplast. 2012;27(6): 1047–50.

[33] Haidar SG, Goodwin MI. Dynamic compression plate fixation for post-operative fractures around the tip of a hip prosthesis. Injury. 2005;36(3):417–23.

[34] Corten K, Vanrykel F, Bellemans J, Frederix PR, Simon JP, Broos PL. An algorithm for the surgical treatment of periprosthetic fractures of the femur around a well-fixed femoral component. J Bone Joint Surg Br. 2009;91(11):1424–30.

[35] Lindahl H, Garellick G, Regnér H, Herberts P, Malchau H. Three hundred and twenty-one periprosthetic femoral fractures. J Bone Joint Surg Am. 2006;88(6):1215–22.

[36] Canbora K, Kose O, Polat A, Aykanat F, Gorgec M. Management of Vancouver type B_2 and B_3 femoral periprosthetic fractures using an uncemented extensively porous-coated long femoral stem prosthesis. Eur J Orthop Surg Traumatol. 2013; 23(5):545–52.

[37] Levine BR, DellaValle CJ, Lewis P, Berger RA, Sporer SM, Paprosky W. Extended trochanteric osteotomy for the treatment of vancouver B_2/B_3 periprosthetic fractures of the femur. J Arthroplast. 2008;23(4):527–33.

[38] Mulay S, Hassan T, Birtwistle S, Power R. Management of types B_2 and B_3 femoral periprosthetic

fractures by a tapered, fluted, and distally fixed stem. J Arthroplast. 2005;20(6):751–6.

[39] Anakwe RE, Aitken SA, Khan LA. Osteoporotic periprosthetic fractures of the femur in elderly patients: outcome after fixation with the LISS plate. Injury. 2008;39(10):1191–7.

[40] Neumann D, Thaler C, Dorn U. Management of Vancouver B_2 and B_3 femoral periprosthetic fractures using a modular cementless stem without allografting. Int Orthop. 2012;36(5):1045–50.

[41] Moran MC. Treatment of periprosthetic fractures around total hip arthroplasty with an extensively coated femoral component. J Arthroplast. 1996;11(8):981–8.

[42] García-Rey E, García-Cimbrelo E, Cruz-Pardos A, Madero R. Increase of cortical bone after a cementless long stem in periprosthetic fractures. Clin Orthop Relat Res. 2013;471(12):3912–21.

[43] Brem MH, Bail HJ, Biber R. Value of incisional negative pressure wound therapy in orthopaedic surgery. Int Wound J. 2014;11(Suppl 1):3–5.

[44] Ricci WM, Bolhofner BR, Loftus T, Cox C, Mitchell S, Borrelli J. Indirect reduction and plate fixation, without grafting, for periprosthetic femoral shaft fractures about a stable intramedullary implant. Surgical technique. J Bone Joint Surg Am. 2006;88(Suppl 1 Pt 2):275–82.

[45] Wood GC, Naudie DR, McAuley J, McCalden RW. Locking compression plates for the treatment of periprosthetic femoral fractures around well-fixed total hip and knee implants. J Arthroplast. 2011;26(6):886–92.

[46] Lewis GS, Caroom CT, Wee H, Jurgensmeier D, Rothermel SD. Tangential bicortical locked fixation improves stability in Vancouver B_1 Periprosthetic Femur Fractures: a biomechanical study. J Orthop Trauma. 2015;29(10):364–70.

[47] Springer BD, Berry DJ, Lewallen DG. Treatment of periprosthetic femoral fractures following total hip arthroplasty with femoral component revision. J Bone Joint Surg Am. 2003;85A(11):2156–62.

[48] Weber M, Hempfing A, Orler R, Ganz R. Femoral revision using the Wagner stem: results at 2–9 years. Int Orthop. 2002; 26(1):36–9.

[49] Warren PJ, Thompson P, Flechter MD. Transfemoral implantation of the Wagner SL stem. The abolition of subsidence and enhancement of osteotomy union rate using Dall-Miles cables. Arch Orthop Trauma Surg. 2002;122(9–10):557–60.

[50] Fink B, Grossmann A, Singer J. Hip revision arthroplasty in periprosthetic fractures of Vancouver type B_2 and B_3. J Orthop Trauma. 2012;26(4):206–11.

[51] Abdel MP, Lewallen DG, Berry DJ. Periprosthetic femur fractures treated with modular fluted, tapered stems. Clin Orthop Relat Res. 2014;472(2):599–603.

[52] Park MS, Lim YJ, Chung WC, Ham DH, Lee SH. Management of periprosthetic femur fractures

treated with distal fixation using a modular femoral stem using an anterolateral approach. J Arthroplast. 2009;24(8):1270–6.

[53] Fink B, Fuerst M, Singer J. Periprosthetic fractures of the femur associated with hip arthroplasty. Arch Orthop Trauma Surg. 2005;125(7):433–42.

[54] Mertl P, Philippot R, Rosset P, Migaud H, Tabutin J, Velde D. Distal locking stem for revision femoral loosening and periprosthetic fractures. Int Orthop. 2011;35(2):275–82.

[55] Learmonth ID. The management of periprosthetic fractures around the femoral stem. J Bone Joint Surg Br. 2004;86(1): 13–9.

[56] Youssef B, Pavlou G, Shah N, Macheras G, Tsiridis E. Impaction bone grafting for periprosthetic fractures around a total hip arthroplasty. Injury. 2014;45(11):1674–80.

[57] Lee GC, Nelson CL, Virmani S, Manikonda K, Israelite CL, Garino JP. Management of periprosthetic femur fractures with severe bone loss using impaction bone grafting technique. J Arthroplast. 2010;25(3):405–9.

[58] Fetzer GB, Callaghan JJ, Templeton JE, Goetz DD, Sullivan PM, Johnston RC. Impaction allografting with cement for extensive femoral bone loss in revision hip surgery: a 4 to 8 year follow up study. J Arthroplast. 2001;16(8 Suppl 1): 195–202.

[59] Tsiridis E, Narvani AA, Haddad FS, Timperley JA, Gie GA. Impaction femoral grafting and cemented revision for periprosthetic femoral fractures. J Bone Joint Surg Br. 2003;86(8): 1124–32.

[60] Rassouli MR, Porat MD, Hozack WJ, Parvizi J. Proximal femoral replacement and allograft prosthesis composite in the treatment of periprosthetic fractures with significant proximal bone loss. J Orthop Surg. 2012;4(4):203–10.

[61] Kellett CF, Boscainos PJ, Maury AC, Pressman A, Cayen B, Zalzal P, et al. Proximal femoral allograft treatment of Vancouver type-B_3 periprosthetic femoral fractures after total hip arthroplasty. Surgical technique. J Bone Joint Surg Am. 2007;89(Suppl 2 Pt 1):S68–79.

[62] Babis GC, Sakellariou VI, O'Connor MI, Hanssen AD, Sim FH. Proximal femoral allograft-prosthesis composites in revision hip replacement: a 12-year follow-up study. J Bone Joint Surg Br. 2010;92(3):349–55.

[63] Wang JW, Wang CJ. Proximal femoral allografts for bone deficiencies in revision hip arthroplasty: a medium-term follow-up study. J Arthroplast. 2004;19(7):845–52.

[64] Parvizi J, Sim FH. Proximal femoral replacements with megaprostheses. Clin Orthop Relat Res. 2004;420:169–75.

[65] McLean AL, Patton JT, Moran M. Femoral replacement for salvage of periprosthetic fracture around a total hip replacement. Injury. 2012;43(7):1166–9.

[66] Klein GR, Parvizi J, Rapuri V, Wolf CF, Hozack WJ, Sharkey PF, et al. Proximal femoral replacement for the treatment of periprosthetic fractures. J Bone Joint Surg Am. 2005;87(8):1777–81.

Part 3

假体间骨折、内植物间骨折和膝关节假体周围骨折

Interprosthetic, Interimplant and Periprosthetic Fractures About the Knee

第6章

Interprosthetic Fracture Fixation: Achieving Stability and Union
假体间骨折的固定：获得稳定和愈合

Donald M. Adams, Robinson Pires, Richard S. Yoon, Frank A. Liporace, 著

张 卓, 译

在美国，人口持续增长，预计到2060年44岁以上人口会超过13 600万。其中接近9800万人年龄会超过65岁[1-3]。与高龄和持续增加的老龄化人群相伴随的是持续增长的人工关节置换数量[4]。随着骨量的降低和跌倒风险的增高，这些患者发生内固定周围、假体周围和假体间骨折的风险持续增高[5, 6]。

文献对于此类复杂假体间骨折的治疗仍然缺乏标准[7-9]。本章将对简单和复杂假体周围和假体间骨折治疗的基本原则和固定策略进行回顾。针对各种类型的假体周围骨折及假体间骨折，介绍作者选择的治疗方法，并结合病例阐述如何获得稳定和愈合。这一复杂问题同时也代表了一个新的研究领域，我们会继续针对这种特定的骨折探索理想的治疗方案。

一、股骨的假体间骨折

同侧人工全膝关节和人工全髋关节假体间可发生骨折，但相对罕见，在同时接受两个关节假体置换的患者中发生率为1.25%[10]。随着每年的关节置换数量增加，

此类损伤的发生率也同时增加。另外，内植入物间骨折也可以发生于先前的内固定和关节假体之间（如位于同侧膝关节翻修假体上方的短髋部螺钉）。此类复杂病情的治疗越发困难，因为相关的知识相对匮乏，同时缺乏相关的治疗结果报道[11, 12]。虽然 THA 和 TKA 假体周围骨折治疗流程得以建立，但仅有一篇报道尝试对股骨假体间骨折的治疗进行描述和指导[13]。

通常，假体的稳定性决定假体翻修和骨折固定的选择。无论是否进行 ORIF，对不稳定假体进行翻修有指南加以指导。如前所述，如果假体稳定，治疗结果取决于生物学上良好的手术显露、血供情况以及与假体组件相适应的骨折固定技术。

假体间骨折为骨科医生提出了巨大的挑战。这类损伤通常发生于骨质疏松骨，同时患者合并多种内科疾病。对于假体稳定的骨折，固定要求同时跨越骨折端和内植物之间的应力集中区。必须注意不能破坏假体稳定性，同时避免潜在的二次骨折风险。治疗的基本目标是通过牢固固定恢复肢体的轴向力线并早期活动，促进骨折愈合，同时获得两侧假体的长期稳定性，避免二次手术。就我们的知识所及，目前没有关于股骨假体间骨折治疗结果的针对性研究，仅有极少数有限病例的个案报道。

O'Toole 等描述了 5 例采用微创稳定系统（less invasive stabilization system，LISS）钢板固定治疗的假体间骨折病例[11]。文中没有介绍骨折位置或类型，也没有对手术固定方式或预后进行针对性阐述。Ricci 等报道了 24 例股骨髁上假体周围骨折的微创治疗结果，其中包含了 4 例假体间骨折[12]。4 例中的 2 例采用长的股骨远端锁定钢板跨越膝关节和髋关节假体。而另外 2 例由于股骨柄尖端与钢板间距离足够长，不会引起应力集中，因此采用了短的非跨越式钢板。文章并没有对患者的结果进行针对性讨论。Mamczak 等[8] 报道假体间骨折发生于髁上与骨干区域的比例约为 2∶1。

内植入物周围和邻近的股骨应力集中现象在人工关节文献中作为主流观点得到了大量讨论。然而，对股骨应力集中的精确定义仍未确定，但是应该与股骨假体之间间隙过小、髓内柄的长度和稳定性以及股骨皮质厚度相关，后者与代谢性骨病、内植入物选择、髓腔准备以及股骨既往手术和骨折相关[14-16]。因此，基于逻辑上的原因，使用钢板跨越整体假体间区域能够有效消除应力集中区。正是基于这一理论，我们所倾向采用的固定方式是，尤其对于骨质疏松骨，起自股外侧肌边缘至股骨远端外上髁，跨越股骨外侧全长加以固定。

在并存髋关节假体时，使用逆行髓内钉治疗股骨髁上骨折会使两处髓内植入物之间发生假体间骨折的风险增加。此时采用髓外固定可能更适合于此类情况[17]。

一些研究人员制作了特制髓内钉解决这些并发症，同时允许术后即刻负重。Grosso等报道了2例使用特制髓内钉治疗髋关节假体和股骨远端假体之间骨折的结果[18]。作者报道的2例患者在14个月随访时均获得成功，恢复行走，同时关节活动良好[18]。Newman等[19]发表了1例个案报道，使用定制的长中段髓内钉，将固定良好的髋关节假体柄和股骨远端翻修假体连在一起。

Lachiewicz[20]使用不同类型的股骨内假体间定制装置，放置于长柄髋关节假体与限制性膝关节假体之间，5年随访发现能够避免松动导致的骨折。然而，患者的膝关节活动度严重受限，仅能屈曲30°。最后，Tillman等对一组4例患者进行了检查，这组患者均采用了匹配远端和近端股骨假体的定制套筒，用骨水泥将其固定在股骨柄上[21]。在24个月随访时，没有机械失败相关的并发症、松动或新发感染发生。虽然这些个案报道的治疗是成功的，但定制假体会推迟患者的治疗时间，而且常常难以获得。

生物力学实验表明，对骨质疏松骨使用垂直双钢板，即在外侧钢板前方附加另一块钢板能够增加结构的稳定性[22, 23]。Müller等[24]进一步阐明，使用垂直锁定钢板治疗假体稳定的股骨假体周围骨折，并不增加并发症发生率。然而，作者认为，这一术式应作为挽救措施。Auston等[25]进一步明确，前方钢板长度必须超过七孔，因为其研究中所有长度不足七孔的病例均发生了钢板断裂。

我们基于假体稳定性和骨量指导此类复杂骨折的治疗。我们尽量限制使用环扎钢丝，并选择生物学更为良好的固定方式。Bryant等[26]发表了关于假体间骨折的系列研究，采用类似的固定策略，使用外侧钢板在近端和远端分别覆盖假体，作者报道了良好的结果和愈合率。Brand等的近期研究描述了如何使用改良的钻头在髋关节假体的远端部分钻出螺纹孔并用螺钉固定。作者表示，在他们的生物力学研究中，侧方钢板与髋关节假体的结合能明显增加整体结构的稳定性，允许术后即刻负重[2, 3]。

前期研究支持我们的方法，即将逆行髓内钉与侧方钢板结合固定骨质疏松骨。随着稳定性的增加，可早期活动和负重，进一步改善了预后。

二、病例介绍

病例1：全膝关节假体与短髓内钉之间骨折——假体翻修辅助假体间连接固定

患者，男，89岁，短髓内钉与人工膝关节假体之间骨折（图6-1A、B）。位于膝关节假体前翼周围的骨折和极差的骨量，可能会导致单独使用侧方钢板时应力过度集中而发生固定失效（图6-1C、D）。

对于这名89岁男性患者，认识到此类骨折的膝关节假体可能已经不稳定格外重要。在直视下，我们在术中对膝关节假体进行应力实验，发现假体已经松动（图6-1A、B）。于是，我们对该假体进行了翻修。由于既往转子间骨折已经进行了短髓内钉固定，我们预防性使用侧方钢板，保护骨质疏松骨，避免由于植入另一假体而发生应力集中增加。另外很重要的一点是，注意将侧方钢板与髓内钉的远端锁钉孔进行交锁从而使两者结合（图6-1C、D）。这一关键理念能够有效建立一体式结构，同时跨越股骨假体柄直至其前翼高度。在髓内钉锁钉孔、髓内钉远端以及铰链假体柄近端必须采用双层皮质固定，使得应力的传导能平稳过渡。为了使应力能进一步均匀分布，同时使钢板获得最大的有效性，我们通常会使用最长的混合固定钢板，使侧方钢板能覆盖股骨全长。如果可能，我们会一直用双皮质螺钉固定，但如果条件不允许，也可以用单皮质螺钉固定。由于固定平衡牢固，患者可以在术后可耐受的情况下进行负重，最终骨折愈合。

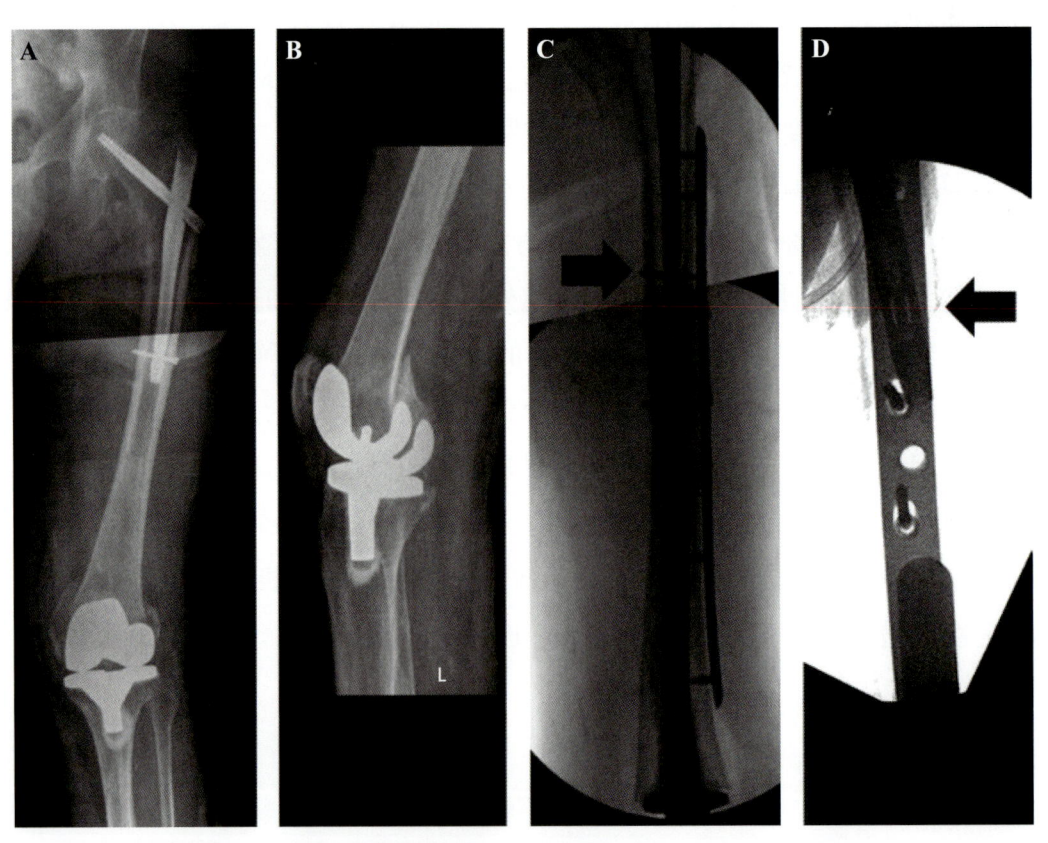

▲ 图6-1 89岁男性患者左膝关节假体周围骨折X线图像

A、B. 正侧位X线图，摔倒后左膝关节假体周围骨折，近端短髓内钉。骨折线位于假体前翼，骨量极差，单独使用侧方钢板固定可能会由于应力过度集中而失败；C、D. 术中透视图，图示侧方钢板放置位置以及与髓内钉的交锁固定（箭）

病例 2：膝关节假体周围骨折——髓内钉和钢板联合固定，预防性股骨颈固定

患者，男，72 岁，摔倒后股骨远端假体周围骨折（图 6-2A）。骨折线刚好位于假体前翼近端且患者骨量极差，可能会使假体和内固定产生过度应力。经前正中切口和髌旁内侧入路对假体稳定性进行评估，术中证实假体稳定。在本章节中展示该病例的目的是提供 NPC 的范例，虽然股骨近端没有内植入物，NPC 覆盖全股骨长度同时对股骨颈进行预防性固定，有助于避免将来的股骨近端骨折。

用逆行髓内钉恢复中立位轴线（图 6-2B）。为了进一步提供稳定性同时覆盖股骨全长并固定股骨颈，我们将逆行髓内钉和外侧锁定钢板连接成整体结构（图 6-2B 箭所示）。患者术后在可耐受的情况下即刻负重。该患者术后 24 小时内出院，最终骨愈合，术后 18 个月随访时关节功能良好。

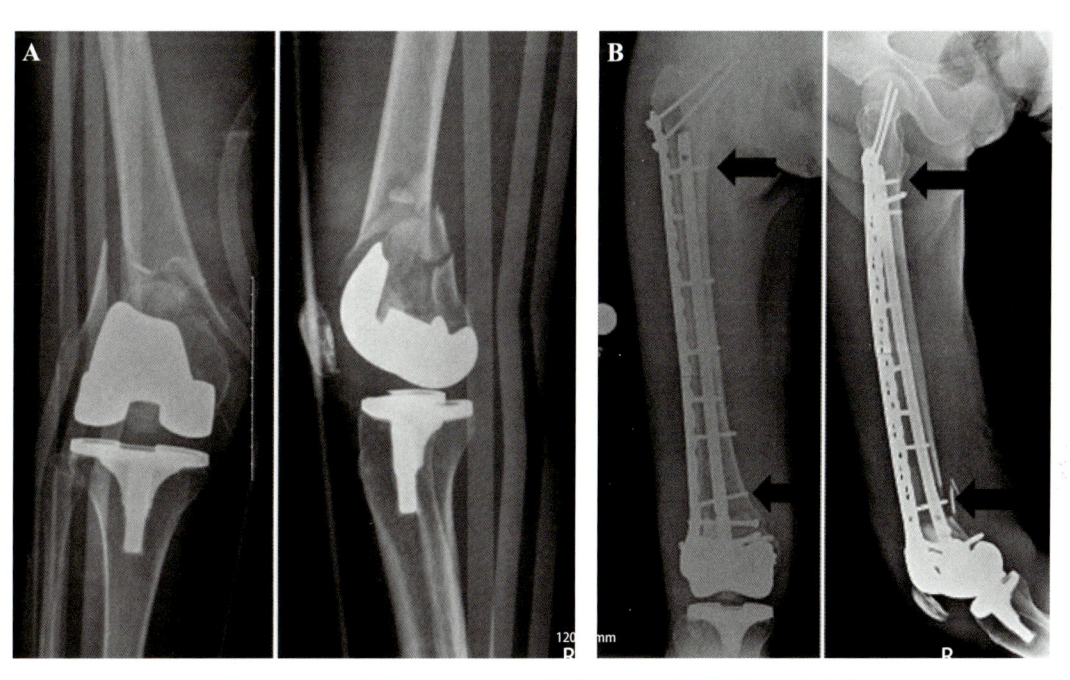

▲ 图 6-2　72 岁男性患者左膝关节假体周围骨折 X 线图像
A. 正侧位 X 线片。骨折线刚好位于假体前翼近端，骨量极差，可能导致对假体和内固定产生过度应力；B. 术后影像显示侧方锁定钢板和逆行髓内钉连接固定（箭）。近端使用 2 枚螺钉经钢板对股骨颈进行预防性固定

病例 3：股骨近端假体间骨折，骨量极差（Vancouver B$_3$ 型）

患者，女，75 岁，低能量摔伤。影像学显示可能松动的髋关节假体与带柄的膝关节翻修假体之间发生骨折，骨量极差（图 6-3A）。术中评估证实近端股骨假体松动，周围骨溶解严重，需 PFR。患者取侧卧位，使用扩大外侧入路。该病例的关键要点在于，取出股骨假体前进行合理的计算测量，估计需要重建的必要长度，同时判断髋关节的旋转中心。这一关键步骤能够避免患肢的过度延长或短缩。

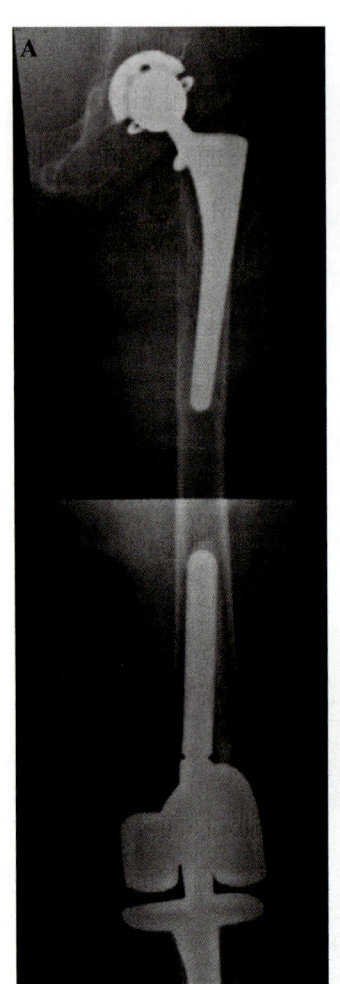

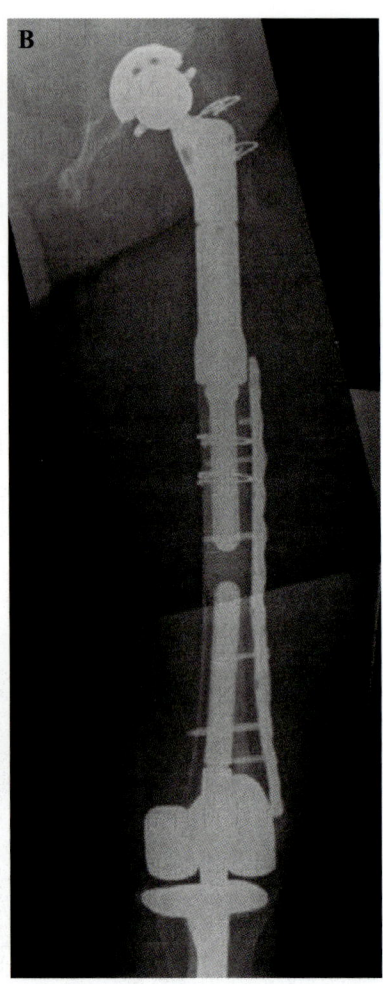

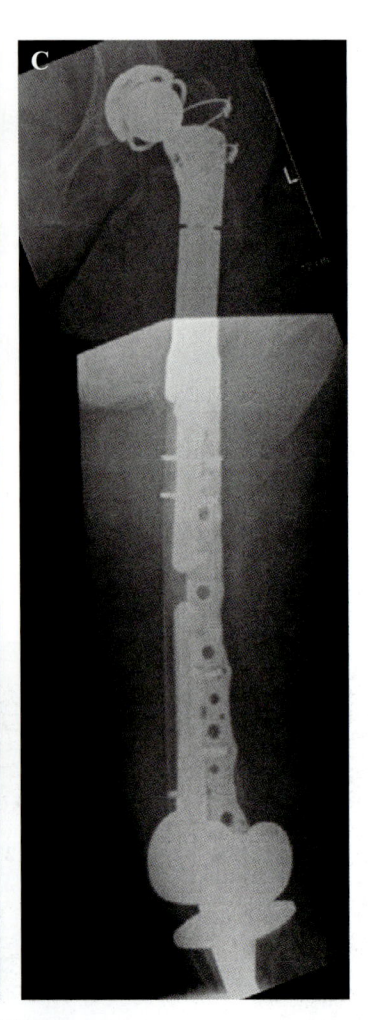

▲ 图 6-3 75 岁女性患者跌倒损伤 X 线图像

A. 正位 X 线片显示假体间骨折，股骨近端骨量极差，假体松动（Vancouver B_3 型骨折）；B. PFR 置换后的正位片；C. 正位和侧位片显示 PFR 和侧方锁定钢板

在进行测量后，透视下标记位置，这样就可以很容易完成以下操作：同时确定合适尺寸的 PFR 试模，预估（并选择）合适长度的钢板以覆盖两侧假体并对股骨进行预防性固定。如果可能，保留大转子及其外展肌套袖，以备将其与 PFR 进行固定：可以使用不吸收粗编织线进行固定；如果可行，也可用转子钢板结合（或不用）环扎钢丝固定。

同样重要的是，在严重骨溶解的情况下，无论何时都应当对髋臼的稳定性进行评估。本病例，术中证实髋臼稳定，因此未行翻修。大转子得到保留并环扎固定于 PFR 上以维持功能。在远端预捆钢丝避免在打入假体时发生非预期骨折。谨慎处理 PFR 的骨水泥层，使得其与 TKA 的骨水泥完全接触，避免应力集中，同时增加生物力学强度。

最后，自髁上至 PFR- 股骨连接处的近端放置外侧钢板。钢板放置跨越两个假体，从而减少应力集中并使应力平稳过渡。钢板的近端用环扎钢丝和有限螺钉固定，以保护骨水泥层并保留生物力学强度（图 6-3B、C）。患者术后在可耐受的情况下即刻负重，术后第 3 天出院转往康复机构。当前，术后约 24 个月，患者使用助行器行走，在老年社区居住并独立生活。

三、要点、技巧和需避免的陷阱

此类复杂骨折的手术目的与所有骨折相同，是重建解剖机械轴线、力线和旋转对线。术前 X 线和 CT 有助于进行手术规划，包括有限剥离的手术入路。合理的术前检查（见第 1 章）有助于制定合理的计划和选择合适的内植入物。术中评估假体稳定性是避免术后早期失败的第一要务。

使用钢板固定时，微创技术是具有优势的；然而，按照骨性解剖对钢板进行塑形至关重要，这有助于利用钢板进行间接复位，避免髁上骨折发生外翻对线不良。钢板应当跨越两个假体，自外侧髁至大转子在股外侧肌边缘覆盖股骨全长。在钢板固定前，必须进行双平面透视，确认钢板近端和远端位置。

如果人工关节受累，必须同时准备翻修假体和钢板，同时做直接应力测试或透视下应力测试，两者都需要确认假体没有松动或没有发现隐性骨折线。没有髁间盒或髁间开放的初次膝关节假体，如果骨折线在假体 2cm 范围以内，可使用逆行髓内钉固定。避免逆行髓内钉常见的外翻和过伸畸形至关重要。可以通过附加外侧钢板并将钢板与髓内钉连接在一起进一步增加稳定性，从而获得额外的生物力学优势。

四、作者的治疗方案选择和关键信息

我们所选择的固定方法是使用外侧钢板自外侧髁至大转子覆盖股骨全长，同时跨越两端的假体。如果选择使用髓内钉或体内已有髓内钉，则使用螺钉将髓内钉和钢板结合。

（一）该做的事

获得所有的影像学检查，如果需要，进行 CT 检查。
- 如果假体稳定，考虑用间接复位技术。
- 考虑多轴向固定的内植入物和骨替代物以加强固定。
- 跨越两端的假体，平衡固定（合理分布并使用非锁定、锁定螺钉和钢丝）。

- 使用间接复位技术。
- 在使用逆行髓内钉治疗股骨远端骨折时,标准的正中切口、髌旁入路可直视入钉点,避免损伤假体。
- 在有假体的股骨远端,如果可能,使螺钉经钢板交叉并多方向固定。

(二)不该做的事

- 不使用强度不足的固定方法。
- 不接受轴向偏移——假体磨损。
- 不保留松动假体。
- 不在关节腔内存留钻孔碎屑。
- 不单独使用螺钉或使用非平衡钢板固定。
- 不延迟术后活动或负重时机。
- 不推迟老年患者的手术时机。

谨记,此类患者的全身特点与髋部骨折类似。

参考文献

[1] Colby SL OJ: Projections of the Size and Composition of the U.S. Population: 2014 to 2060: population Estimates and Projections, in, ed 2015. Washington D.C.: Census Bureau, U.S. Department of Commerce, 2015, pp 25–1143.

[2] Brand S, Klotz J, Hassel T, et al. Intraprosthetic screw fixation increases primary fixation stability in periprosthetic fractures of the femur – a biomechanical study. Med Eng Phys. 2014;36: 239–43.

[3] Brand S, Klotz J, Hassel T, et al. Intraprosthetic fixation techniques in the treatment of periprosthetic fractures-a biomechanical study. World J Orthop. 2012;3:162–6.

[4] Sidler-Maier CC, Waddell JP. Incidence and predisposing factors of periprosthetic proximal femoral fractures: a literature review. Int Orthop. 2015;39:1673–82.

[5] Lindahl H, Garellick G, Regner H, Herberts P, Malchau H. Three hundred and twenty-one periprosthetic femoral fractures. J Bone Joint Surg Am. 2006;88:1215–22.

[6] Lunebourg A, Mouhsine E, Cherix S, Ollivier M, Chevalley F, Wettstein M. Treatment of type B periprosthetic femur fractures with curved non-locking plate with eccentric holes: retrospective study of 43 patients with minimum 1-year follow-up. Orthop Traumatol Surg Res. 2015;101:277–82.

[7] Kubiak EN, Haller JM, Kemper DD, Presson AP, Higgins TF, Horwitz DS. Does the lateral plate need to overlap the stem to mitigate stress concentration when treating Vancouver C periprosthetic supracondylar femur fracture? J Arthroplast. 2015; 30:104–8.

[8] Mamczak CN, Gardner MJ, Bolhofner B, Borrelli J Jr, Streubel PN, Ricci WM. Interprosthetic femoral fractures. J Orthop Trauma. 2010;24:740–4.

[9] Moloney GB, Westrick ER, Siska PA, Tarkin IS. Treatment of periprosthetic femur fractures around a well-fixed hip arthroplasty implant: span the whole bone. Arch Orthop Trauma Surg. 2014;134:9–14.

[10] Kenny P, Rice J, Quinlan W. Interprosthetic fracture of the femoral shaft. J Arthroplast. 1998;13:361–4.

[11] O'Toole RV, Gobezie R, Hwang R, et al. Low complication rate of LISS for femur fractures adjacent to stable hip or knee arthroplasty. Clin Orthop Relat Res. 2006;450:203–10.

[12] Ricci WM, Loftus T, Cox C, Borrelli J. Locked plates combined with minimally invasive insertion technique for the treatment of periprosthetic supracondylar femur fractures above a total knee arthroplasty. J Orthop Trauma. 2006;20:190–6.

[13] Pires RE, de Toledo Lourenco PR, Labronici PJ, et al. Interprosthetic femoral fractures: proposed new classification system and treatment algorithm. Injury. 2014;45(Suppl 5):S2–6.

[14] Beals RK, Tower SS. Periprosthetic fractures of the femur. An analysis of 93 fractures. Clin Orthop Relat Res. 1996;327: 238–46.

[15] Iesaka K, Kummer FJ, Di Cesare PE. Stress risers between two ipsilateral intramedullary stems: a finite-element and biomechanical analysis. J Arthroplast. 2005;20:386–91.

[16] Larson JE, Chao EY, Fitzgerald RH. Bypassing femoral cortical defects with cemented intramedullary stems. J Orthop Res. 1991;9:414–21.

[17] Lehmann W, Rupprecht M, Nuechtern J, et al. What is the risk of stress risers for interprosthetic fractures of the femur? A biomechanical analysis. Int Orthop. 2012;36:2441–6.

[18] Grosso MJ, Lipman J, Bostrom MP. Coupling device and distal femoral replacement for periprosthetic supracondylar femur fractures with an ipsilateral total knee and hip replacement. HSS J. 2014;10:68–72.

[19] Newman ET, Hug KT, Wellman SS, Bolognesi MP, Kelley SS. Custom intramedullary intercalating device for treatment of supracondylar fracture between constrained total knee arthroplasty and well-fixed total hip arthroplasty. Knee. 2014;21:594–6.

[20] Lachiewicz PF. Periprosthetic fracture between a constrained total knee arthroplasty and a long-

stem total hip arthroplasty: treatment with a novel device. J Arthroplast. 2007;22:449–52.

[21] Tillman R, Kalra S, Grimer R, Carter S, Abudu A. A custom-made prosthesis attached to an existing femoral component for the treatment of peri- and sub-prosthetic fracture. J Bone Joint Surg Br. 2006;88:1299–302.

[22] Choi JK, Gardner TR, Yoon E, Morrison TA, Macaulay WB, Geller JA. The effect of fixation technique on the stiffness of comminuted Vancouver B_1 periprosthetic femur fractures. J Arthroplast. 2010;25:124–8.

[23] Dennis MG, Simon JA, Kummer FJ, Koval KJ, DiCesare PE. Fixation of periprosthetic femoral shaft fractures occurring at the tip of the stem: a biomechanical study of 5 techniques. J Arthroplast. 2000;15:523–8.

[24] Muller FJ, Galler M, Fuchtmeier B. Clinical and radiological results of patients treated with orthogonal double plating for periprosthetic femoral fractures. Int Orthop. 2014;38:2469–72.

[25] Auston DA, Werner FW, Simpson RB. Orthogonal femoral plating: a biomechanical study with implications for interprosthetic fractures. Bone Joint Res. 2015;4:23–8.

[26] Bryant GK, Morshed S, Agel J, et al. Isolated locked compression plating for Vancouver type B_1 periprosthetic femoral fractures. Injury. 2009;40:1180–6.

第7章

Periprosthetic Fractures Around Total Knee Arthroplasty with a Stable Femoral Component
股骨假体稳定的膝关节假体周围骨折

John S. Hwang, Cory Collinge, 著

张 卓, 译

随着人口年龄的增长以及治疗关节炎的 TKA 手术量的增加，股骨远端骨折越来越常见。文献报道 TKA 术后股骨远端骨折的发生率为 0.3%～2.5%。同时，TKA 和髋关节假体间骨折的发生率也持续增高，其治疗更为复杂。TKA 假体周围骨折的危险因素包括骨量减少、类风湿关节炎、长期皮质醇激素治疗、股骨前皮质切迹以及 TKA 翻修。这些情况为治疗带来巨大的挑战，同时没有任何一种治疗方法能够单独成功解决此类损伤的所有问题。

直到最近几十年，大多数股骨髁上骨折（无论是否是假体周围骨折）都采用非手术治疗（无论是否使用石膏）；然而，成角畸形、膝关节不协调、膝关节活动度丧失以及制动并发症均促使医生改变治疗方式。最近，手术技术和内植入物都取得了可喜的进步，因此对大多数成人股骨远端移位骨折均推荐内固定治疗。治疗的目标包括恢复肢体力线、长度和旋转对线，同时牢固固定以获得早期活动和骨折愈合。然而，有多方面原因导致股骨远端假体周围骨折的固定很困难。骨皮质薄、髓腔扩大、骨量不足以及粉碎骨折都使得牢固内固定十分困难。另外，使用膝关节假体、既往手术切口和已经存在的膝关节僵硬所带来的问题使得治疗更为复杂。在过去 20 年，我们已经见证了内植入物的革新和手术技术进步为临床结果带来的巨大

改善，然而，此类困难骨折的手术治疗仍不能确保成功。过去膝关节假体周围骨折通常采用髓内钉或钢板螺钉治疗。如前所述，两者在内植入物设计进步和手术技术改良上均获得了进展，但应用在膝关节假体周围的骨质疏松骨上仍存在局限性。

假体周围骨折患者的平均年龄较无内植入物骨折的患者更高，因为接受 TKA 手术的患者较一般人群年龄更大，活动水平更低。老年患者的股骨远端假体周围骨折通常发生于低能量损伤，而其死亡率则与髋部骨折人群相似。假体周围骨折的患者同样存在并发症，如谵妄、心力衰竭、晚期肾病和转移性肿瘤，这些都是与同年龄对照组相比导致生存率降低的独立因素。经年龄校准的 Charlson 并发症指数对此类患者生存率预测有一定价值。另外，手术延迟超过 4 天也被证明会增加术后 6 个月和 1 年的死亡率[1,2]。

本章的目的是为治疗股骨远端假体周围骨折的骨科医生提供有用的信息。目标在于加深手术医生对损伤类型的理解，加快其制定治疗决策的进程，同时对当代外科技术进行讨论，包括要点和窍门，这可能有助于获得良好的临床结果。

一、分型

有多种股骨远端假体周围骨折的分型系统（已经在第 1 章深入讨论）。最常用的分型系统由 Rorabeck 和 Taylor 提出（表 7-1），该分型系统同时考虑骨折的移位程度和假体稳定性[3]。按照该分型系统，Ⅰ型骨折应保守治疗，Ⅱ型骨折应采用内固定治疗，而Ⅲ型骨折则需要进行假体翻修。虽然该分型系统是当今应用最为广泛的分型系统，其仍然没有对骨量这一影响手术决策的关键因素加以考虑。

表 7-1 股骨远端假体周围骨折的 Rorabeck 和 Taylor 分型[3]

骨折类型	骨折移位程度	假体固定情况
Ⅰ	无移位	固定良好
Ⅱ	移位	固定良好
Ⅲ	无移位或移位	松动

Kim 等进一步提出了一种分型系统，同时将股骨远端骨量以及假体固定和骨折移位情况考虑在内。在该分型系统下，Ⅱ型和Ⅲ型骨折需要进行假体翻修或股骨远端替代置换（表 7-2）[4]。最近，Su 等提出了一种分型系统，该系统主要基于骨折位置。Ⅰ型骨折位于股骨假体近端，而Ⅱ型骨折则起自膝关节股骨假体并向近端延伸，Ⅲ型骨

折被定义为所有骨折线均位于膝关节股骨假体前翼上缘远侧的骨折[5]。

表 7-2 股骨远端假体周围骨折的改良分型[4]

类　型	骨折移位	假体固定	股骨远端骨量
ⅠA	是	固定良好	良好
ⅠB	否	固定良好	良好
Ⅱ	是 / 否	松动	良好
Ⅲ	是 / 否	松动	差

二、治疗选择

对绝大多数患者，股骨远端假体周围骨折治疗的最终目标是获得无痛、功能良好且力线正常的下肢，使得患者可以恢复至受伤前的状态。治疗选择通常基于 TKA 假体的稳定性和设计、是否存在其他内植入物、骨的质和量以及患者生理状况和行走的可能性。极少数情况下，完全无法对患者进行骨折修复和手术治疗，此时必须采取其他治疗措施。以下会对上述所有选择进行详尽讨论。

（一）非手术治疗

历史上，股骨远端假体周围骨折的标准非手术治疗是骨牵引，后续可能还需要进一步石膏固定。随着手术治疗的结果改善，这一方案发生了改变。保守治疗的确能避免手术的风险，然而非手术治疗本身也存在大量明显的和潜在的严重风险。例如，长期卧床和肢体制动的并发症，包括深静脉血栓形成和肺栓塞、压疮、肺炎、尿潴留和泌尿系感染以及其他问题。另外，研究表明这些患者发生畸形对线 / 畸形愈合和骨折不愈合的风险极高。例如，Culp 等报道长期牵引的患者骨折不愈合的发生率为 20%，畸形愈合的发生率为 23%[6]。Merkel 和 Johnson 也发现了类似的结果，并进一步注意到其患者中的 35% 进而接受了 TKA 翻修手术[7]。

当前，非手术治疗仅适用于无移位骨折，或由于明显的内科并发症（如接受姑息疗法）而无法接受手术的患者。非手术治疗的相对适应证包括患者无法行走（如截瘫）、合并严重内科疾病（如严重的心肺风险）、缺乏合适的内固定器材或患者的预期寿命很短。另外，不熟悉手术技术或缺乏经验的医生也不应当选择手术，应采用非手术治疗，等待有相关治疗经验的医生来为患者手术。

（二）手术治疗

股骨远端假体周围骨折的手术治疗有多重选择。如果假体稳定，股骨远端骨量足够且与假体相连，推荐使用钢板或髓内钉固定骨折。即使骨折已经延伸至股骨假体近端边缘较远，也能够通过内固定治疗获得成功[8]。另一方面，如果假体松动或远端骨量不足，可能需要选择翻修手术（或 PFR）来解决。

骨质疏松骨发生股骨远端假体周围粉碎骨折后，获得牢固固定具有潜在的困难——有时甚至是不可能的。股骨远端骨折和假体周围骨折的固定方法在过去 10 年或 20 年间获得了长足进步。目前标准的技术原则是：尽量不破坏局部生物学环境，同时选择能使短小的骨质疏松性股骨髁骨块获得更好稳定性的假体。另外，内植入物生产商也在对每一代产品进行改进。

治疗股骨远端假体周围骨折的难点之一是膝关节股骨假体给固定造成的限制。固定方法受限于股骨假体的设计。例如，逆行髓内钉不能应用于髁间盒狭窄或封闭的假体，而某些成角固定器械，如 95°铰刀钢板或髁螺钉则无法应用于髁间盒深大的假体。仔细评估需要处理的假体对于制订合理优化的术前计划至关重要。不幸的是，由于介绍具体假体的资料有限，手术医生常常无法获得评估每种假体所需要的信息[9]。

三、用传统钢板切开复位内固定

用传统钢板对股骨远端假体周围骨折进行 ORIF 兴起于 20 世纪 70 和 80 年代，因为当时普遍用该技术处理关节周围骨折。传统钢板行 ORIF 治疗假体周围骨折的目标是获得解剖重建并使患者的早期康复，一些作者也报道了良好的临床结果。然而，需要注意的是这些报道都是小样本研究，其局限性十分明显。

用传统非锁定钢板进行切开解剖复位和内固定的延迟愈合、骨折不愈合、感染的发生率相对很高，文献报道 90% 的粉碎骨折病例需要附加植骨。Healy 等对 20 例股骨远端假体周围骨折施行了 ORIF，使用了多种不同的内固定，包括铰刀钢板、动力髁螺钉以及髁支撑钢板[10]。大多数患者在初次手术时都需要自体植骨。植骨的患者大多数获得愈合，而未植骨的患者则未愈合，因此作者推荐在进行内固定的同时进行植骨以增加骨折愈合的概率。

使用标准的钢板时，钢板放在干骺端骨折的一侧（偏心固定）很容易导致固定失败。力学上，螺钉头在钢板内如转换开关样摆动，使得这些内固定难以维持冠状面的力线，尤其当对侧皮质粉碎时。另外，大多数钢板放置于外侧，而内侧皮质的粉碎会导致使用标准内植物时下肢力线发生内翻[11]。Figgie 等报道了采用 ORIF 治疗的 10 例股骨远端假体周围骨折的患者，5 例发生不愈合，无论术中力线是否满意，10 例患者中的 8 例最终发生了内翻[12]。

四、锁定钢板

当代锁定钢板技术很大程度上用于解决骨质疏松性干骺端骨折所遇到的困难，正如本章所讨论的情况。锁定钢板可以将螺钉头拧入钢板，获得"固定角度"的结构，理论上能对抗跨越骨折端的内翻应力（图 7-1）。大多数医生认为，这类内固定是治疗包括假体周围骨折在内的骨质疏松性骨折的优秀工具。使用锁定钢板系统的必要前提是假体稳定。

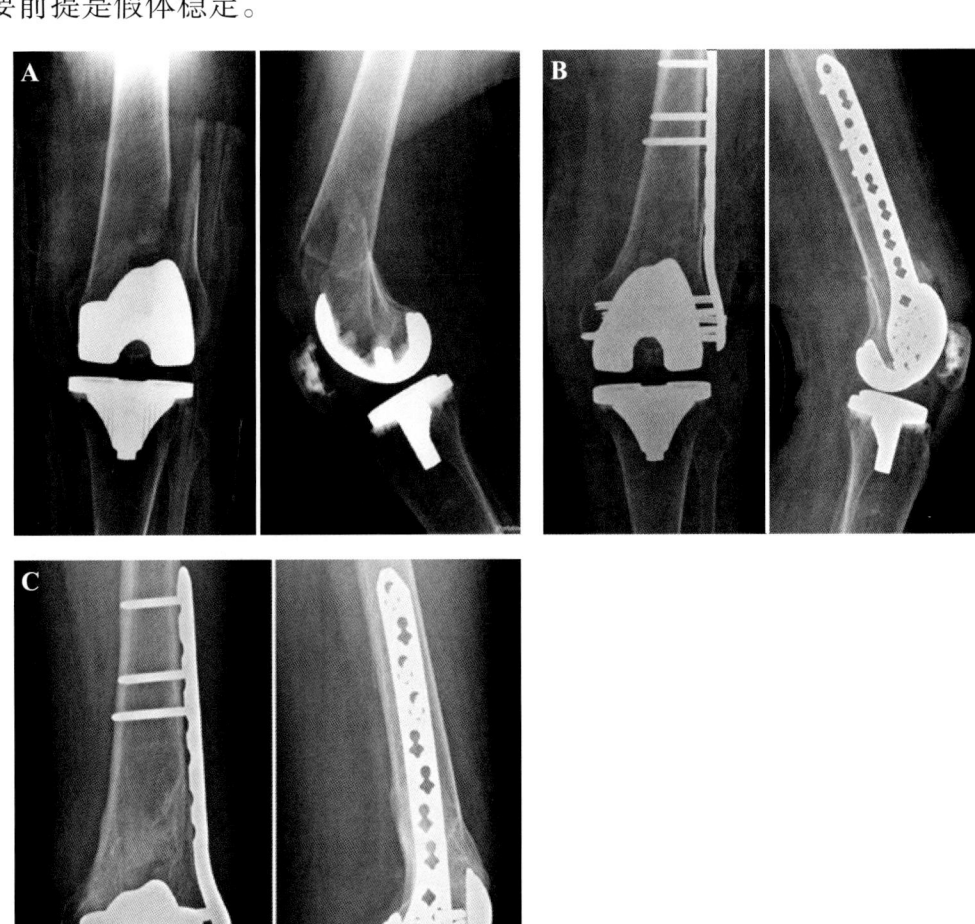

▲ 图 7-1 79 岁老年女性患者伤后 X 线图像
A. 股骨远端假体周围骨折，膝关节假体稳定；B. 锁定钢板治疗后；C. 术后 14 个月随访，显示骨折愈合良好，功能恢复良好

配对尸体股骨的生物力学研究表明，用锁定钢板进行固定能够比非锁定钢板获得更好的固定效果，如铰刀钢板和动力髁螺钉。大量临床研究表明锁定钢板系统的骨折愈合率在78%～100%[8, 13-18]，这一结构与非手术治疗或传统钢板系统截然不同。例如，Kregor等报道了13例假体周围骨折使用锁定钢板治疗，愈合率为100%，仅1例患者需要植骨[17]。Raab和Davis报道了包括2例骨折不愈合的11例锁定钢板治疗的结果，8例进行了非结构性植骨[18]。作者报道，所有9例新鲜骨折患者和2例骨折不愈合患者中的1例均获得了满意的力线。最后，Streubel等评估了股骨极远端髁上假体周围骨折的治疗结果，认为这种骨折不是使用外侧锁定钢板治疗的禁忌[8]。患者被分为两组，一组骨折线位于假体近端（28例），另一组骨折线延伸至股骨假体近端边缘以远（33例）。骨折偏近端一组发生了5例延迟愈合（18%）和3例骨折不愈合（11%），而骨折向远端延伸一组的延迟愈合和不愈合分别为2例（6%）和5例（15%）（延迟愈合 $P=0.23$；骨折不愈合 $P=0.72$）。近端骨折和远端骨折发生结构性失效的例数分别为4例（14%）和3例（9%）（$P=0.51$）。

LISS以及间接钢板系统和技术的开发能够更好地维持骨折的生物学环境，获得更高的愈合率。Ricci等报道了22例使用间接复位技术和锁定钢板而不植骨的假体周围骨折病例治疗结果。22例骨折中的19例（86%）经一次手术获得愈合。失败的3例均为胰岛素依赖型糖尿病患者。其中2例患者进展为感染性骨不连续。作者认为，对于非糖尿病患者，使用间接锁定钢板治疗假体周围髁上骨折能够获得满意的效果[13]。O'Toole等对9例膝关节假体周围骨折和5例同时有髋膝关节假体的骨折使用LISS钢板治疗，所有患者的平均年龄为80岁，均为女性，研究中未发生并发症。

文献表明，LISS治疗股骨远端髁上骨折能够早期开始功能锻炼并获得快速的骨折愈合[19, 20]。Falck等发现使用LISS进行治疗能够减少镇痛药物的使用并早期活动[21]。Althausen等报道LISS系统与其他固定装置相比能够更好地维持股骨远端假体周围骨折的力线，同时更快地恢复术前功能状态。所有患者均恢复了生理性外翻力线和下肢长度[22]。Hierholzer等的一项最新研究对比了115例股骨远端骨折，其中包含但不限于膝关节假体周围骨折。作者将逆行髓内钉和LISS钢板进行对比，发现两者在骨折愈合、不愈合和感染的发生率上没有差异。因此作者建议，精密的术前规划和高超的手术技术能够降低翻修手术的风险[23]。

虽然锁定钢板的力学基础似乎完美匹配骨质疏松性干骺端骨折，但这并不是大多数人所期待的万能药。大多数医生改为使用锁定钢板治疗此类骨折，但这一选择更多的是基于轶事样的观察结果和低质量的研究——仍然缺乏清晰、高水平的证据证实其优势[24]。即使螺钉头能够与钢板进行机械锁定，螺钉的体部仍然必须与骨干和关节周围骨块牢固锚定。这要求有足够多的骨量和足够好的骨质提供牢靠的锚定效果。股骨髁上假体周围骨折向远端延伸靠近假体会对有效安放锁定螺钉造成限制。Hoffmann 等报道了股骨远端假体周围骨折的 36 例患者中，22% 发生了骨折不愈合[16]。Ebraheim 等发现股骨远端锁定钢板治疗假体周围骨折的并发症发生率为 37%，包括延迟愈合（7.4%）、骨折不愈合（3.7%）和固定失效（26%）[25]。

五、髓内钉固定

我们的经验和现有文献表明，逆行髓内钉是一种安全和微创的手术技术，大多数患者能够获得早期愈合（图 7-2）。许多研究显示使用逆行髓内钉治疗股骨远端假体周围骨折能够获得很高的成功率。一项模拟假体周围骨折的尸体研究报道认为，与 LISS 相比，髓内钉能够提供更强的骨折稳定性[26]。该技术允许使用原切口，不需要对骨折断端进行任何软组织剥离，这样能够保护血供和骨折的生物学环境。该技术允许早期活动和膝关节活动度训练，同时能够恢复骨折的整体力线。最近一项包含了 415 个膝关节假体上方骨折病例的系统回顾报道，与传统的（非锁定）钢板相比，髓内钉能够将骨折不愈合和翻修手术的风险分别降低 87% 和 70%[27]。Wick 等发现，LISS 钢板和逆行髓内钉都能够有效治疗股骨远端假体周围骨折。他们同时注意到，对于骨质疏松性骨折或股骨远端骨块短小的病例，医生更倾向于使用 LISS 钢板系统[28]。

然而，这一技术仍然存在一些局限性。逆行髓内钉在股骨远端假体周围骨折治疗中最为常见的局限性是股骨假体的髁间设计阻挡置钉。这一问题在老款假体中更为普遍，而新设计的假体中这一问题则不再如此突出。其他问题则包括假体狭窄的髁间盒设计使得髓内钉入钉点偏后，这会导致骨折断端发生过伸畸形（见后文图 7-5）。对于此类病例，钢板固定可能是更好的选择。另外，如前所述，对于极远端骨折无法使用逆行髓内钉，因为远端螺钉可能无法固定。逆行髓内钉不应用于同侧同时存在全髋关节假体的骨折，因为这会在股骨柄下方产生应力集中，进而导致两种内植入物之间发生骨折。虽然大多数当代膝关节假体允许插入逆行髓内钉，在手术前确定膝关节假体的种类仍然十分重要。

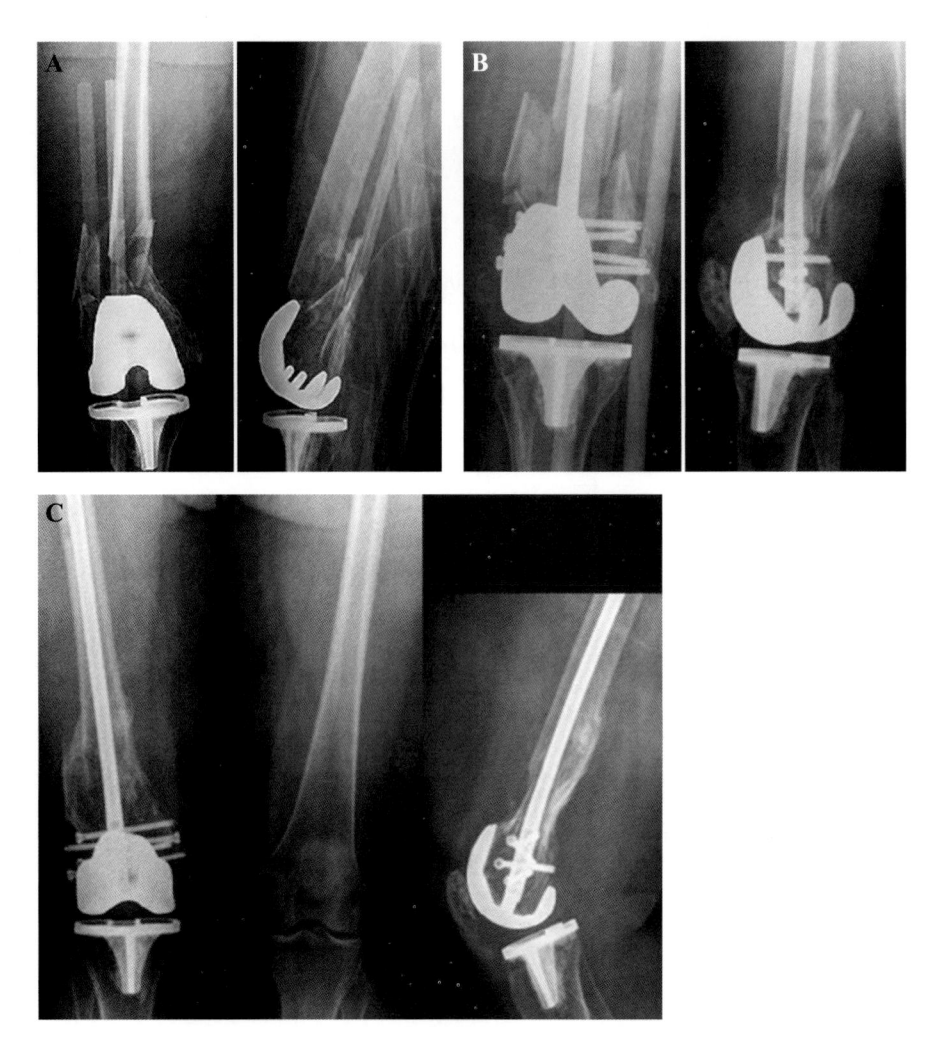

▲ 图 7-2　83 岁老年女性患者伤后 X 线图像

A. 股骨远端粉碎性骨折，假体稳定；B. 术后 X 线图显示采用现代逆行髓内钉和锁定螺钉固定；C. 术后 15 个月随访，显示对线和骨折愈合良好 (此病例由 Ken Koval 提供)

六、人工全膝关节翻修术（又称肿瘤假体或股骨远端置换）

膝关节翻修通常用于无法获得牢固固定的极远端骨折和严重粉碎骨折，或者用于股骨假体松动或不稳定者（图 7-3A、B）。通常使用长柄翻修假体或股骨远端替代假体[29]。这些假体能够提供牢固固定，允许早期负重和活动度锻炼。

有限的研究表明，使用翻修假体 [如股骨远端置换（distal femoral replacement，DFR）] 治疗股骨远端假体周围骨折能够获得满意结果。例如，Cordeiro 等报道了 9 例股骨远端假体周围骨折，他们发现接受 DFR 的患者在行走能力、活动度以及早期康复等方面的表现均优于非手术治疗或使用传统钢板治疗的患者[30]。Pour 等对 44 例使用铰链式假体进行翻修的患者进行了回顾，其中包括 4 例假体周围骨折，结果显示术后 1 年和术后 5 年的假体在位率分别为 79.6% 和 68.2%[31]。Chen 等对 12 篇已发表的报道进行了回顾，共包含 195 例患者，结果发现直接采用 DFR 进行治疗的 11 例股骨远端假体周围骨折患者中，10 例获得了成功。然而，其并发症发生率也高达 25%，包括 1 例膝关节脱位[32]。

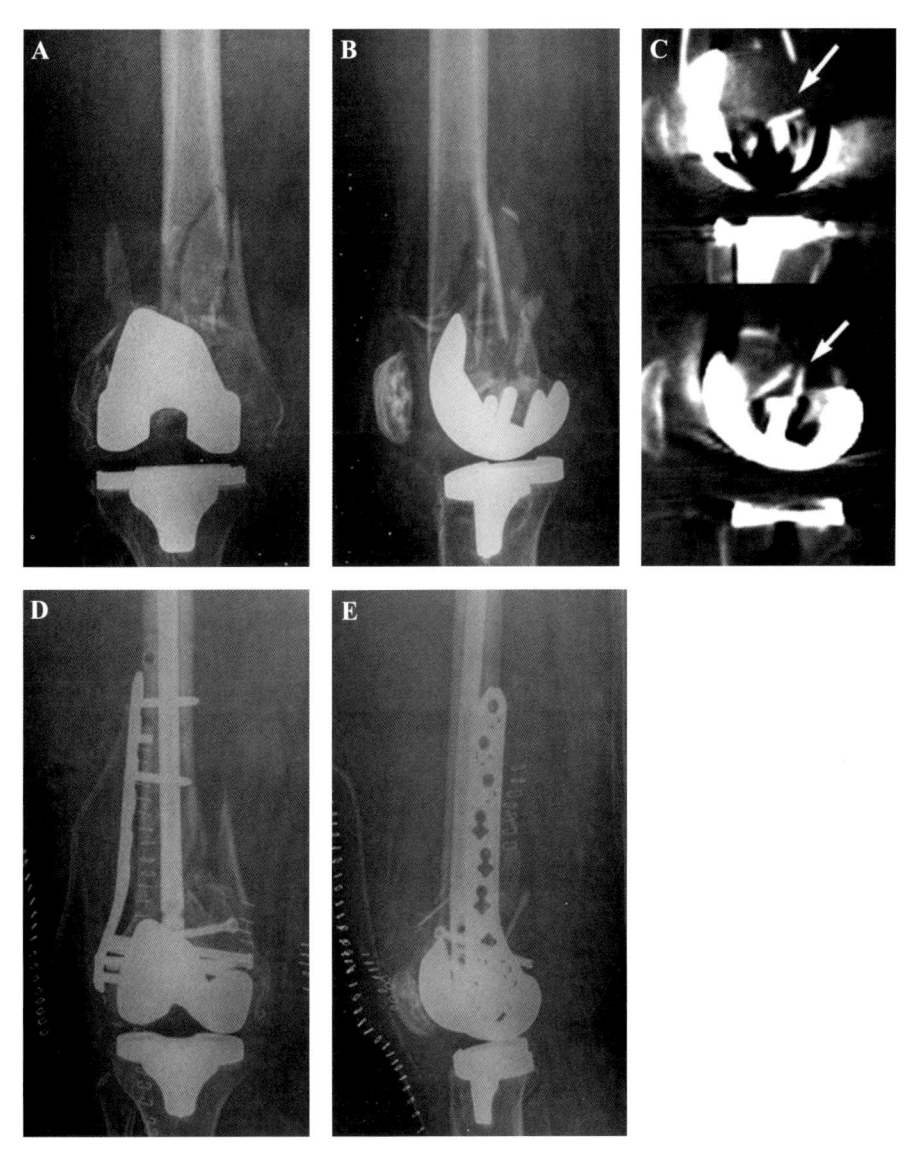

▲ 图 7-3 49 岁活动女性患者，车祸致多发伤，伤后 X 线图像
A. 严重粉碎性开放性股骨远端骨折，因为假体内也存在粉碎骨折（图 C 箭），因此判定部分假体部件不稳；B. 术后 X 线显示用逆行髓内钉联合外侧锁定钢板固定开放骨折；C. 随访 X 线显示骨折愈合良好，临床结果也良好；D、E. 正位和侧位术后 X 线图证明髓内钉 - 钢板联合技术，使用短的节段性支撑钢板，治疗严重干骺端粉碎骨折有效

如果有明显的骨缺损，也可用长柄翻修假体结合异体骨进行治疗。Kassab 等对连续 12 例接受股骨远端异体植骨的翻修患者进行了回顾，其中 2 例失访，结果发现 HSS（hospital for special surgery knee score）膝关节评分为优良至可，平均活动度可达到 98°（50°～115°），9 例患者完全愈合[33]。Saidi 等在一项最新研究

中，将 APC、翻修假体和 DFR 进行了对比，结果发现 APC 组患者的失血量最多、手术时间最长，且住院时间最长。对于骨缺损极度严重的高龄患者，作者推荐使用 DFR，而反对 APC 和翻修假体[34]。

在其他所有手术方法都有可能无法成功时，应将 DFR 假体作为一个保肢选项。Rahman 等在最近的一项回顾性研究中对使用 DFR 治疗股骨髁上假体周围骨折的结果进行了分析，发现关节最终活动度为 2°～90.2°，同时患者获得了相当的满意度和功能。如前讨论，Saidi 等推荐使用 DFR 而非 APC 或翻修假体。使用 DFR 的缺点在于其早期无菌性松动发生率高，因此，这一治疗可能不适用于相对年轻的患者。DFR 的一些相对适应证包括：无法耐受 1 次以上手术的高龄患者和体弱患者，以及伴有明显骨缺损的骨质疏松患者。

七、病例展示

病例 1：股骨远端假体周围骨折，钢板螺钉固定

患者，女，79 岁，屈膝位摔倒，股骨/膝关节正侧位 X 线片显示股骨远端假体周围粉碎性骨折（图 7-1A）。术后 X 线显示用锁定钢板桥接技术进行治疗（图 7-1B）。术后 14 个月随访，患者获得临床和影像学愈合（图 7-1C），对结果满意。

病例 2：股骨远端假体周围骨折，逆行髓内钉治疗

患者，女，83 岁，自楼梯上摔下，股骨远端假体周围粉碎性骨折，股骨假体固定良好，适合髓内钉治疗（图 7-2A）。患者接受了逆行股骨髓内钉治疗（图 7-2B），使用了 4 枚固定角度的远端锁钉（Phoenix®, Biomet, Parsippany, NJ）。术后 15 个月，患者获得临床和影像学愈合（图 7-2C），恢复受伤前行走状态。

病例 3：年轻患者，广泛不稳定骨折，使用髓内钉 – 钢板结构治疗

患者，女，49 岁，恶性肥胖，车祸导致多发伤。术前判断选择标准固定治疗膝关节假体可能不稳定（图 7-3），鉴于患者的年龄和体型，股骨远端置换也不是满意的治疗方式。术前正侧位片（图 7-3A、B）和 CT 重建（图 7-3C）显示患者骨量减少，股骨假体周围骨量有限。因此采用外固定分期治疗方案，最终切开关节并使用髓内钉 – 钢板结构进行修复（图 7-3D、E）。

病例 4：股骨远端假体周围骨折，使用锁定钢板治疗，骨折不愈合

患者，女，68 岁，低能量损伤，图示股骨远端骨折（图 7-4A），使用锁定钢板治疗（图 7-4B）。患者后续出现萎缩性骨折不愈合（图 7-4C）。患者被诊断为低维生素 D 血症并进行治疗。改用 95° 铰刀钢板进行加压固定并做自体骨植骨（图 7-4D）。术后 15 个月 X 线显示骨折愈合明显加快了（图 7-4E）。

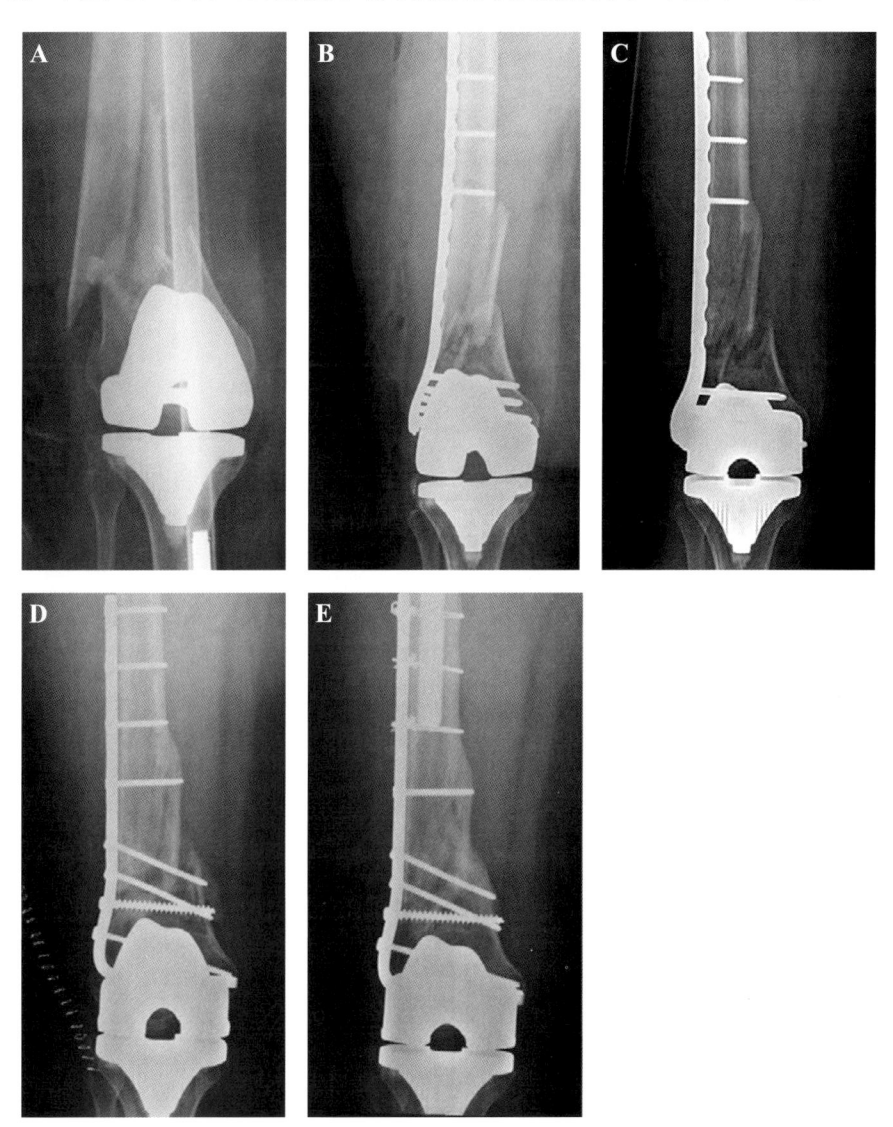

▲ 图 7-4　68 岁老年女性患者股骨远端假体周围骨折 X 线图像
A. 股骨远端假体周围骨折；B. 采用锁定钢板治疗；C. 骨折不愈合；D. 改为 95° 固定角度钢板和自体骨植骨治疗；E. 虽然同是合并有经髋关节置换治疗的股骨骨折使得问题更加复杂，但股骨远端骨折在翻修后 15 个月骨折仍获得愈合

病例 5：髓内钉造成过伸畸形

膝关节侧位 X 线片显示膝关节假体使得髓内钉进针点偏后。这会在髓内钉穿过骨折端时造成过伸畸形，如图 7-5 所示。

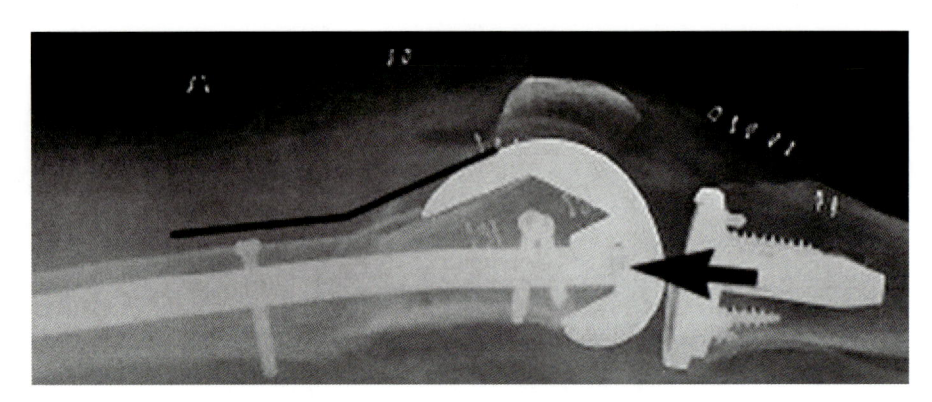

▲ 图 7-5 膝关节侧位 X 线图像

图示逆行髓内钉在膝关节的开口过于靠后，会在穿钉时造成骨折端的过伸畸形

八、要点、技巧和需避免的陷阱

手术计划和技术

由于股骨远端假体周围骨折类型各异，没有一款内植入物或方法能够适用于每一个病例。固定方式应基于术前计划进行选择，包括骨折类型、软组织损伤、患者因素、手术医生偏好或熟悉程度以及医院资源情况（图 7-6）。因此必须对患者进行详尽评估，务必仔细阅读术前 X 线片，评估骨折的"个性特点"。必须获得高质量影像（图 7-7A），CT 等进一步的影像学检查有时也有助于评估。假体周围骨折的手术治疗步骤如下：① 如果必要，重建关节面；② 稳定内固定；③ 对缺损区植骨（极少）；④ 严重骨质疏松的老年患者，对骨折端骨质进行打压；⑤ 早期膝关节活动度锻炼；⑥ 延期保护性负重。

该计划能够帮助提高手术效果并获得可预测的临床结果内固定是大多数股骨远端假体周围骨折的最佳治疗方式。我们推荐采用锁定钢板或闭合逆行髓内钉进行治疗。无论使用何种假体，治疗的目标都是关节面的解剖复位和牢固内固定，允许早期膝关节活动度锻炼。对于单发的闭合骨折，应在 24～48h 内施行手术。如果手

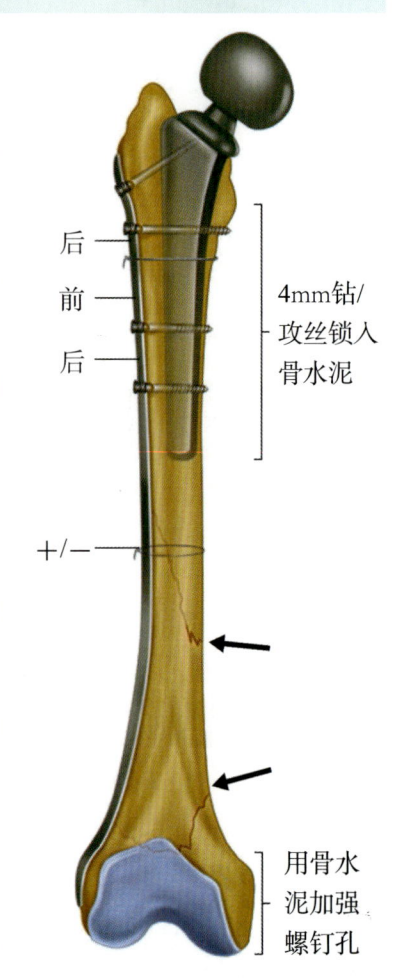

▲ 图 7-6 股骨远端假体周围骨折的详细术前计划

术必须延迟至 24～36h 再进行，则应考虑临时外固定或胫骨结节骨牵引。

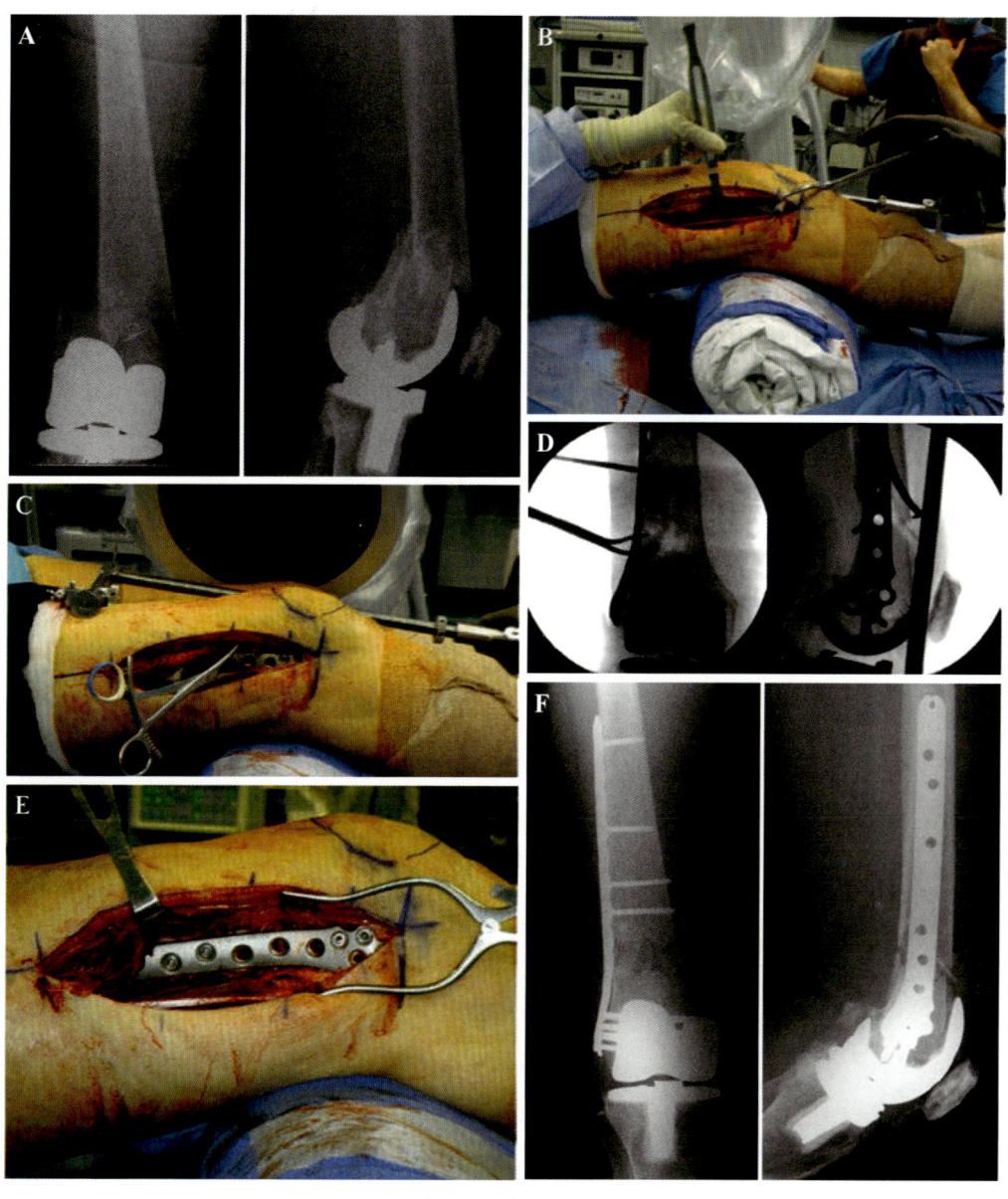

▲ 图 7-7　74 岁老年男性患者伤后正侧位 X 线图像

A. 股骨远端假体周围骨折，膝关节假体稳定；B. 采用侧方入路复位骨折，安装内植入物，该入路有利于保护骨折的生物学环境；C. 用股骨牵开器复位并保持肢体长度和旋转，在膝关节下垫布卷控制屈伸角度，用持骨钳控制侧方移位；D. 术中透视，与图 C 相应的影像，显示骨折复位情况。在骨折的近侧植入一枚螺钉，对钢板和骨进行加压；E. 术中图像显示钢板固定情况，保存生物学环境有利于骨折愈合；F. 术后 X 线片显示锁定钢板的对线和固定良好

虽然钢板和髓内钉的治疗基本原则相似，其获得稳定的器械截然不同，因此其技术要求和手术风险大相径庭。恢复力线和保护骨折周围生物学环境这两个基本原则必须反复强调。如果无法满足上述条件，则不能保证获得良好的长期效果。锁定钢板或髓内钉的使用，以及骨折复位的原理必须作为术前治疗规划的一部分进行仔细考量。表 7-3 列举了避免并发症的一些窍门。

表 7-3　股骨远端假体周围骨折手术规划的技术窍门

规　划	要　点
预防内科并发症	内科处理 / 风险评估
评估骨质	评估 X 线和病史
评估假体稳定性	高质量 X 线图
评估髓内钉适用性（如果选择）	内科情况，关节置换假体，在线数据
力线不良	术中谨慎检查是关键 对侧肢体是良好的模板 注意麻醉影响
内翻—外翻	术中测量，电刀线
屈曲—伸展	清晰侧位透视，体位垫位置，后皮质读片（连续骨块）
旋转	皮质读片，旋转外观（与对侧对比）
移位	体位垫位置，摇杆，钢板位置
长度	皮质读片，可透视测量尺
固定方案决策	
机械环境	粉碎程度，骨质疏松性骨折＞桥接钢板
稳定性	长钢板，增加螺钉数目，注意螺钉间距和（或）使用锁定螺钉
平衡固定	骨折线近端和远端的固定间隔密度相似
标准内植物的加强	联合使用髓内钉和钢板，使用水泥加强螺钉固定（磷酸钙或聚甲基丙烯酸甲酯）
原有假体的界面处理	如果可能，与假体重叠
避免假体激惹	避免在膝关节周围使用长螺钉，环周透视确认
避免膝关节僵直	稳定固定（镇痛），早期活动度训练

　　手术应注意保护骨折的生物学环境。我们发现，无论是用髌旁入路还是外侧入路显露股骨远端，只要使用良好的技术，包括避免软组织剥离、可能的情况下保留穿支血管、清理骨折断端（包括血肿）等手段，对骨折愈合的生物学环境几乎不会造成任何影响。我们也经常使用透视导向器经皮植入钢板，但必须能够成功完成骨折的复位和桥接固定。

　　术前计划同时也应当考虑术中影像的应用。高质量的透视影像对于内固定的放置绝对至关重要，可以避免手术失误所产生不良的影响。C 形臂放置于对侧（健侧）（图 7-7B、C）。在手术铺单之前应首先使用 C 形臂透视确认可以获得正确的图像，透视图像不会被对侧肢体所遮挡。对侧肢体的影像常被用于骨折修复的模板。

我们倾向于采用气管内插管全身麻醉，这样可以使肌肉完全松弛；然而，椎管内麻醉或区域阻滞麻醉有时也具备应用指征。患者平卧位，采用可透视手术台。必须使麻醉医生了解到，为了恢复肢体长度，对抗跨越骨折端的强大畸形力，有必要使肌肉完全松弛。应对全下肢进行铺单以便在术中活动肢体，同时也有助于术中透视。

1. 锁定钢板

在使用锁定钢板时，精确的骨折复位是重建正常功能和早期活动最为关键的因素。每一种内固定技术在治疗股骨远端假体周围骨折时都具有其自身内在的优势和陷阱。

必须谨慎使用解剖型钢板，因为这种钢板可能存在大量陷阱。并非所有患者的解剖形态都与钢板匹配。有时可能需要折弯钢板或不完全贴附固定以便获得解剖复位。如果钢板服帖，必须放置于骨的合适位置，因为使用不当会造成畸形。例如，如果钢板放置过于靠近远端或靠后，股骨髁会被推向内侧，导致"高尔夫球杆"畸形发生；通常，在非解剖位将钢板固定在股骨髁上可能加重骨折的畸形。

可以联合应用多种手段对干骺端或干骺骨干骨折进行间接复位（图 7-7B～D）。对于简单的骨折类型，手法纵向牵引即可复位。点式复位钳或国王钳（King Tong）同样有助于维持骨折端的复位。作者发现通用型（股骨）牵开器是一种十分有效的工具。在前方将牵开器分别固定在近端股骨干和胫骨近端上，进行牵拉通常可以恢复整体长度和力线。一开始先通过过度牵引可以将粉碎的骨折块聚拢至接近解剖的位置。用中到大号的无菌巾卷或体位垫可以有效控制矢状位力线，将其向远端或近端移动仅几个厘米就可以有效帮助复位。最后，如果使用正确，在用传统螺钉将骨块拉向解剖塑形的钢板时，关节周围钢板也可以用作一种微调工具。先用标准的皮质骨螺钉将骨块拉向钢板，然后再用锁定螺钉增加结构稳定性，这是一种有效的治疗策略，同时应用了两种螺钉的优势。必须牢记的是，在同一骨块同时应用非锁定螺钉和锁定螺钉时，必须在打入锁定螺钉前打入非锁定螺钉（即拉力螺钉先于锁定螺钉），否则非锁定螺钉的固定就会失效。

随着锁定内固定的引入，钢板的应用变得更为复杂，但有多种螺钉可供选择也使得固定可能更为有效。螺钉可以选择标准螺钉或锁定螺钉，松质骨螺钉或非松质骨螺钉，双皮质固定或单皮质固定，同时钢板也可以切开或微创切口放置。由于骨量有限，同时远端股骨假体的存在，多种螺钉选择对于股骨远端假体周围骨折的治疗十分有用。大多数钢板（非多轴锁定钢板）在被用作复位工具时，将最远端的锁定螺钉或导针平行于膝关节线固定至关重要，这能使得骨折复位后膝关节可以获得钢板所设定的 5°～8° 外翻。使用多轴锁定螺钉的钢板同样有类似的对线导向器，保证恢复合适的外翻对线，但使用这些导向器和后续的螺钉时必须周到细致。所有的非锁定螺钉必须在使用锁定螺钉前与近端和远端骨块固定。如果假体周围骨折复位满意，骨量良好，则应当对骨折断端进行加压，以期获得一期愈合，并允许早期负重。即使如此，只有在内侧皮质得到重建后，钢板才能有效负重。如果手术操作恰当，钢板被放置于张力侧，理论上讲钢板的作用应当是分散应力，而不是承受应力。更常见的情况是，在骨折粉碎时，钢板与近端和远端骨块固定，桥接粉碎区域（图 7-7E、F）。此时，钢板作为内支架使用。然而，钢板所跨越的骨折块并没有被干扰，因此如果其附着的软组织没有被破坏，这些骨块可以很快愈合。没有行走能力的严重骨质疏松患者或需要即刻负重的患者，可以选择一期短缩并对干骺端进行加压。虽然这种方法可以获得最大的骨接触，手术医生仍然必须注意的是，随着断端吸收和后期微动下的骨折移位，骨折的稳定性仍然可能很快丢失。

对于粉碎骨折，可以使用股骨牵开器或外固定器获得复位。大多数应用于简单骨折的复位方法同样可以应用于粉碎骨折。对于复杂骨折，我们发现利用钢板复位骨折比先复位骨折再贴附钢板更容易，此时必须使用钢板辅助复位。必须再次强调，在正位透视下，最远端的螺钉必须与关节面平行，并以此作为恢复肢体力线的标志。

钢板的长度以及螺钉数量和位置应基于术前规划确定。通常，我们喜欢选择较少的软组织剥离、更长的钢板、每一骨块更多的螺钉以及更多锁定螺钉治疗粉碎性、骨质疏松性骨折。通常，选择更长的钢板和分散分布的螺钉比较短的钢板和密集分布的螺钉具有更好的力学稳定性。在选择钢板长度时，推荐在骨折的上方和下方获得 8 层皮质固定，从而提供足够的稳定性，避免早期的扭转和轴向失效，但是由于股骨假体的存在，可能难以达成上述目标。使用更长的钢板和分布良好的螺钉能够限制内固定的硬度，从而获得二期骨愈合。如果选择锁定内固定，应选择足够长的钢板，以保证螺钉孔的固定数不超过总数的 50%，以避免应力集中和早期内固定断裂。如果骨折位于两个假体之间，内固定应跨过近端的股骨假体，避免内植物交界处的应力集中。使用克氏针通过钢板上的克氏针孔（如果有）或导针孔将钢板维持在股骨侧方的中央。当钢板中心位于远端干性骨折块时，靠近骨折端临时固定。使用术中透视确认骨折对线和内固定位置。通常，最靠近关节的导针其设计是，在平行于关节面置入后能够恢复内外翻对线。按照先皮质骨螺钉后锁定螺钉（混合技术）的顺序进行固定，这样能够利用两种螺钉的优势。股骨髁骨块主要用锁定螺钉固定。

2. 逆行髓内钉

逆行髓内钉与钢板相比的主要潜在优势在于可以通过更小、可能更为微创的方式置入，同时内固定为轴心固定，可以更好地对抗折弯力。对股骨远端骨折和其他骨折而言，成功施行髓内钉固定的关键点在于：① 选择正确的入钉点和扩髓通道；② 在操作过程中获得和维持高质量的复位。

髓内钉与钢板相比具有一些潜在的优势：与钢板相比，髓内钉是一种平衡负载的内固定装置，在固定复杂骨折时需要剥离的软组织可能更少。与 10 年前相比，当代髓内钉系统可以进行多方向多平面远端锁钉，同时具有坚强锁定的能力，进而改善股骨髁骨块的稳定性。这些特点在应用于假体周围时格外突出。现在的医生喜欢使用全长髓内钉跨过股骨峡部固定至股骨小转子水平或更高位置，进而避免残留不稳定或短髓内钉上方发生骨折。

逆行髓内钉的潜在缺点包括膝关节感染、僵硬和髌骨及股骨疼痛。另外，由于股骨假体的存在，使用标准的术中透视确定进钉点可能存在困难。

3. 髓内钉技术

髓内钉手术的目标与钢板固定相同，都是恢复轴向力线和长度，重建骨折稳定性，保护骨折愈合所需生物学环境，避免感染。手术在可透视手术台进行，需要影像增强器辅助。

患者取仰卧位，患侧肢体使用可透视三角体位架或体位垫垫高至 20° 或 30°。C 形臂放置在手术台对侧，手术台下方应清空，使 C 形臂能够自髋关节至膝关节自由移动并投照正侧位。如果可能，应当在髓内钉固定前复位骨折。许多应用于股骨钢板的间接复位方法同样适用于髓内钉。

髓内钉手术通常选择原切口进行。如果能够确定原有入路位置，采用 TKA 所用的入路切开关节囊。如果膝关节发生挛缩，则可以扩大切口显露髁间窝。接下来可以经开放切口插入髓内钉。骨缘保留 5~6mm 的关节囊组织以便进行侧-侧吻合修复十分重要。髌骨和局部软组织应在扩髓时和使用其他器械时进行保护。大多数髓内钉操作器械都提供软组织保护套筒，如果没有，使用直角拉钩也十分有效。

通过手法或使用股骨牵开器对干骺端骨折进行复位，股骨牵开器的固定针偏心或单皮质固定于骨干，也可以使用无菌体位垫和连接 T 形把手的 Schanz 钉协助复位主要骨块。

对于正常膝关节，髓内钉的最佳进钉点位于髁间窝，即 Blumensaat 线和股骨远端滑车软骨下骨线的交点处。使用正侧位投照，寻找髓腔中心，能够提供正确的参考点。另外，如果假体刚好位于中央，正位上的入钉点应与正常膝关节相同。如果骨水泥阻挡入钉点，可能将其去除。另外，在入钉过程中应格外谨慎以免损坏假体。入钉前使用螺纹导针和空心钻在股骨远端开口。导针应沿股骨干的方向谨慎放置，确保恢复正位上的冠状面力线。一旦在正侧位确认了导针的位置，就可以使用联合钻在软组织保护套筒内穿在导针上打开入钉点。有时，髁间开放式股骨假体会使入钉点后移。我们认为，入钉点后移几毫米是可以接受的，但必须谨慎观察，极少数情况下，入钉点明显改变，手术医生应考虑放弃髓内钉而改行钢板固定。

在透视下将球头导针插入髓腔并向上通过骨折端，直至股骨近端。骨折复位后，导针应在正侧位下都位于近端和远端骨块的中心。大多数髓内钉操作器械都配有骨折复位器或"金手指"，用于协助复位和导针通过。有时候使用阻挡螺钉缩窄股骨远端的有效髓腔直径，改善力线，同时避免畸形。阻挡螺钉可置于远端骨块上以协助冠状面和矢状面畸形的复位，但并非所有病例都适用。在畸形凸起一侧按照拇指原则使用阻挡螺钉。

九、总结

总而言之，全膝关节假体上方股骨假体周围骨折的处理取决于骨量、骨折类型、骨折块的大小、假体稳定性以及患者全身状况和行走功能。如果骨折能够得到重建且假体稳定，应尝试使用现代锁定钢板或髓内钉固定骨折，而如果假体松动，则应考虑股骨远端替代置换手术。这些手术的术前规划是保证治疗获得成功的核心。

参考文献

[1] Streubel PN. Mortality after periprosthetic femur fractures. J Knee Surg. 2013;26(1):27–30.

[2] Streubel PN, Ricci WM, Wong A, Gardner MJ. Mortality after distal femur fractures in elderly patients. Clin Orthop Relat Res. 2011;469(4):1188–96.

[3] Rorabeck CH, Taylor JW. Classification of periprosthetic fractures complicating total knee arthroplasty. Orthop Clin North Am. 1999;30(2):209–14.

[4] Kim KI, Egol KA, Hozack WJ, Parvizi J. Periprosthetic fractures after total knee arthroplasties.

Clin Orthop Relat Res. 2006;446:167–75.

[5] Su ET, DeWal H, Di Cesare PE. Periprosthetic femoral fractures above total knee replacements. J Am Acad Orthop Surg. 2004;12(1):12–20.

[6] Culp RW, Schmidt RG, Hanks G, Mak A, Esterhai JL Jr, Heppenstall RB. Supracondylar fracture of the femur following prosthetic knee arthroplasty. Clin Orthop Relat Res. 1987;222:212–22.

[7] Merkel KD, Johnson EW Jr. Supracondylar fracture of the femur after total knee arthroplasty. J Bone Joint Surg Am. 1986;68(1):29–43.

[8] Streubel PN, Gardner MJ, Morshed S, Collinge CA, Gallagher B, Ricci WM. Are extreme distal periprosthetic supracondylar fractures of the femur too distal to fix using a lateral locked plate? J Bone Joint Surg Br. 2010;92(4):527–34.

[9] Taljanovic MS, Hunter TB, Miller MD, Sheppard JE. Gallery of medical devices: part 1: orthopedic devices for the extremities and pelvis. Radiographics. 2005;25(3):859–70.

[10] Healy WL, Siliski JM, Incavo SJ. Operative treatment of distal femoral fractures proximal to total knee replacements. J Bone Joint Surg Am. 1993;75(1):27–34.

[11] Davison BL. Varus collapse of comminuted distal femur fractures after open reduction and internal fixation with a lateral condylar buttress plate. Am J Orthop. 2003;32(1):27–30.

[12] Figgie MP, Goldberg VM, Figgie HE 3rd, Sobel M. The results of treatment of supracondylar fracture above total knee arthroplasty. J Arthroplast. 1990;5(3):267–76.

[13] Ricci WM, Loftus T, Cox C, Borrelli J. Locked plates combined with minimally invasive insertion technique for the treatment of periprosthetic supracondylar femur fractures above a total knee arthroplasty. J Orthop Trauma. 2006;20(3): 190–6.

[14] Norrish AR, Jibri ZA, Hopgood P. The LISS plate treatment of supracondylar fractures above a total knee replacement: a case-control study. Acta Orthop Belg. 2009;75(5):642–8.

[15] Kolb W, Guhlmann H, Windisch C, Marx F, Koller H, Kolb K. Fixation of periprosthetic femur fractures above total knee arthroplasty with the less invasive stabilization system: a midterm follow-up study. J Trauma. 2010;69(3):670–6.

[16] Hoffmann MF, Jones CB, Sietsema DL, Koenig SJ, Tornetta P 3rd. Outcome of periprosthetic distal femoral fractures following knee arthroplasty. Injury. 2012;43(7):1084–9.

[17] Kregor PJ, Hughes JL, Cole PA. Fixation of distal femoral fractures above total knee arthroplasty utilizing the Less Invasive Stabilization System (L.I.S.S.). Injury. 2001;32(Suppl 3):SC64–75.

[18] Raab GE, Davis CM 3rd. Early healing with locked condylar plating of periprosthetic fractures around the knee. J Arthroplast. 2005;20(8):984–9.

[19] Kolb W, Guhlmann H, Windisch C, Marx F, Kolb K, Koller H. Fixation of distal femoral fractures with the less invasive stabilization system: a minimally invasive treatment with locked fixed-angle screws. J Trauma. 2008;65(6):1425–34.

[20] Weight M, Collinge C. Early results of the less invasive stabilization system for mechanically unstable fractures of the distal femur (AO/OTA types A2, A3, C2, and C3). J Orthop Trauma. 2004;18(8):503–8.

[21] Falck M, Hontzasch T, Krettek C. LISS (less invasive stabilization system) als minimalinvasive alternative bei distalen Femurfrakturen. Trauma Berufskrankh. 1999;1:402–6.

[22] Althausen PL, Lee MA, Finkemeier CG, Meehan JP, Rodrigo JJ. Operative stabilization of supracondylar femur fractures above total knee arthroplasty: a comparison of four treatment methods. J Arthroplast. 2003;18(7):834–9.

[23] Hierholzer C, von Ruden C, Potzel T, Woltmann A, Buhren V. Outcome analysis of retrograde nailing and less invasive stabilization system in distal femoral fractures: a retrospective analysis. Indian J Orthop. 2011;45(3):243–50.

[24] Anglen J, Kyle RF, Marsh JL, et al. Locking plates for extremity fractures. J Am Acad Orthop Surg. 2009;17(7):465–72.

[25] Ebraheim NA, Liu J, Hashmi SZ, Sochacki KR, Moral MZ, Hirschfeld AG. High complication rate in locking plate fixation of lower periprosthetic distal femur fractures in patients with total knee arthroplasties. J Arthroplast. 2012;27(5):809–13.

[26] Bong MR, Egol KA, Koval KJ, et al. Comparison of the LISS and a retrograde-inserted supracondylar intramedullary nail for fixation of a periprosthetic distal femur fracture proximal to a total knee arthroplasty. J Arthroplast. 2002;17(7): 876–81.

[27] Herrera DA, Kregor PJ, Cole PA, Levy BA, Jonsson A, Zlowodzki M. Treatment of acute distal femur fractures above a total knee arthroplasty: systematic review of 415 cases (1981-2006). Acta Orthop. 2008;79(1):22–7.

[28] Wick M, Muller EJ, Kutscha-Lissberg F, Hopf F, Muhr G. Periprosthetic supracondylar femoral fractures: LISS or retrograde intramedullary nailing? Problems with the use of minimally invasive technique. Unfallchirurg. 2004;107(3):181–8.

[29] Srinivasan K, Macdonald DA, Tzioupis CC, Giannoudis PV. Role of long stem revision knee prosthesis in periprosthetic and complex distal femoral fractures: a review of eight patients. Injury. 2005;36(9):1094–102.

[30] Cordeiro EN, Costa RC, Carazzato JG, Silva JS. Periprosthetic fractures in patients with total

knee arthroplasties. Clin Orthop Relat Res. 1990;252:182–9.

[31] Pour AE, Parvizi J, Slenker N, Purtill JJ, Sharkey PF. Rotating hinged total knee replacement: use with caution. J Bone Joint Surg Am. 2007;89(8):1735–41.

[32] Chen F, Mont MA, Bachner RS. Management of ipsilateral supracondylar femur fractures following total knee arthroplasty. J Arthroplast. 1994;9(5):521–6.

[33] Kassab M, Zalzal P, Azores GM, Pressman A, Liberman B, Gross AE. Management of periprosthetic femoral fractures after total knee arthroplasty using a distal femoral allograft. J Arthroplast. 2004;19(3):361–8.

[34] Saidi K, Ben-Lulu O, Tsuji M, Safir O, Gross AE, Backstein D. Supracondylar periprosthetic fractures of the knee in the elderly patients: a comparison of treatment using allograftimplant composites, standard revision components, distal femoral replacement prosthesis. J Arthroplast. 2014;29(1):110–4.

第8章

Management of Periprosthetic Fractures Around a Total Knee Arthroplasty with a Loose Femoral Component
股骨假体松动的膝关节假体周围骨折处理

Michael Suk, Michael R. Rutter, 著

张 卓, 译

股骨远端假体周围骨折对医生而言是极其复杂的问题，可能发生严重的并发症。DiGioia 等对 TKA 术后股骨髁上骨折的定义为发生于关节线 15cm 以内或任何髓内组件近端 5cm 以内的骨折[1]。

文献报道 PDFF 的发病率为 0.3% ~ 2.5%[2-14]。随着假体使用量的增加和人口老龄化，预期这一数字会进一步增加[2, 8]。全膝关节翻修术后的股骨远端假体周围骨折发生率明显更高，可高达 38%[10, 14, 15]。大多数股骨远端假体周围骨折发生于低能量损伤，其危险因素包括骨量减少、骨质疏松、无菌性或感染性松动、皮质醇激素使用、女性、股骨前髁切迹和神经系统疾病[1, 7, 9, 12, 13, 16]。

股骨远端假体周围骨折的治疗目标是为患者提供稳定无痛的膝关节，减轻对线不良[7]。最终的治疗取决于许多因素，包括患者是否具备足够的骨量支撑内固定，假体是否松动，患者是否足够健康而能承受如此大的重建手术[6, 7, 12, 13]。该人群中的许多患者都有并发症，如果固定后不能即刻负重，患者需要在一段时间内卧床，这会对健康造成灾难性的影响[14]。本章中，我们对 TKA 假体松动的假体周围骨折治疗的重点问题进行回顾。

一、骨折分型

如前面章节所描述，当前存在一些指导治疗的骨折分型系统。Su 的分型（见第 1 章）常常被引用。Neer 及其同事提出了一种考虑 TKA 周围骨折移位的分型系统（表 8-1）。Lewis 和 Rorabeck 的分型系统在第 1 章也已介绍，这种分型系统被认为是最重要的分型系统，因该分型对假体状态进行了评估，即假体松动还是固定良好[7, 17, 18]。假体稳定性的合理评估是最为重要的区分因素，因为这将决定是切开复位内固定还是翻修。

表 8-1 Neer 及其同事的骨折分型

分型	描述
Ⅰ型	无移位
Ⅱ型	移位 > 1cm
Ⅱa型	移位 > 1cm，股骨干外侧移位
Ⅱb型	移位 > 1cm，股骨干内侧移位
Ⅲ型	移位粉碎骨折

二、患者评估

检查患者时，首先应详细询问患者骨折前的 TKA 功能。假体固定良好、受伤前没有疼痛的骨折不需要进行感染筛查[12]。受伤前已存在疼痛（如活动起始痛，胫前痛）应高度怀疑可能有松动或感染[10, 12]。任何伤口渗出和（或）窦道形成的病史都应假设存在感染，直到这种可能性被排除。需要做的实验室检查包括全血细胞分析和分类计数、CPR、ESR 以及膝关节穿刺[12, 19]。应拍股骨全长 X 线片，CT 检查有助于更好地分析骨折形态和评估假体是否松动；如果可能，应对比系列 X 线片，为可能存在的骨溶解缺损做好准备，这种缺损会影响假体的稳定性，以便更快地决定翻修和（或）DFR。

三、手术处理

以往假体周围骨折首选非手术治疗，固定和翻修被作为第二选择[10, 20]。Chen

等发现移位的股骨远端假体周围骨折，即 Neer Ⅱ 型骨折，采用翻修置换治疗的成功率明显高于 ORIF[21]。文献中已经达成共识，股骨假体松动后发生的股骨远端假体周围骨折至少应对股骨假体进行翻修[2, 6, 7, 10, 12, 22]。翻修手术最主要的优势在于允许早期活动并能获得肢体稳定[2, 22]。一旦明确假体已松动，翻修假体的选择很大程度上取决于干骺端的骨量。如果在取出假体后干骺端仍有足够的骨量，可以选择带延长杆的传统翻修假体。最困难的情况是干骺端骨缺损严重，无法使用一般的翻修假体[7]。如果 TKA 需要翻修，而骨缺损明显，使用袖套和多孔金属 Cones 有助于恢复关节线高度和获得稳定翻修 TKA，能够恢复负重。

（一）使用标准翻修假体治疗假体周围骨折：罕见的例外情况

TKA 股骨假体周围髁上骨折典型的发生部位通常在干骺端金属连接处（假体前翼）周围，其内在稳定性由骨量是否使得骨折向远端延伸所决定。此时，连接股骨假体的完整的内侧髁和外侧髁对于决定假体是否"稳定"至关重要。与择期 TKA 翻修的原则一样，侧副韧带的完整性决定了是否选择铰链式假体，骨折时韧带的完整性与内外侧髁相关联。

因此，假体周围骨折时极少需要翻修 TKA；骨折与完整或不完整的侧柱同时存在说明假体是稳定的。如果内侧和外侧柱完整，假体仍然固定良好，则可以选择固定；如果侧柱被破坏，股骨假体后方没有骨性连接，则应选择翻修（大多数情况下选择 DFR）。侧柱完整但仍需要翻修的病例十分罕见。然而，一旦施行此类手术，医生应当遵循翻修手术的原则：① 以最小的骨量丢失为代价取出假体；② 如果可能，用固定至骨干的骨水泥或非骨水泥固定延长杆跨过缺损区；③ 确保恢复正常的关节线位置。使用带延长杆的翻修假体能够获得稳定的重建，允许患者即刻负重并进行活动度锻炼（图 8-1）[2, 7, 11]。固定至骨干区的延长杆能同时为骨折提供稳定[12, 20]。PDFF 患者中骨量减少很常见，这增加了翻修的复杂性[2]。

Cordeiro 报道了 10 例全膝关节置换术后假体周围骨折病例，4 例股骨远端骨折采用翻修治疗。作者的结论是，翻修治疗的患者在恢复负重的时间、活动度和恢复肢体解剖力线等方面具有更好的结果[7, 20]。

在一组包含 6 例股骨远端假体周围骨折的研究中，Srinivansan 发现用长柄翻修假体能够获得成功。所有患者均获得了满意的力线和明显的视觉模拟疼痛评分改善。作者发现关节置换术的主要优势在于稳定并能早期开始活动度锻炼[8]。

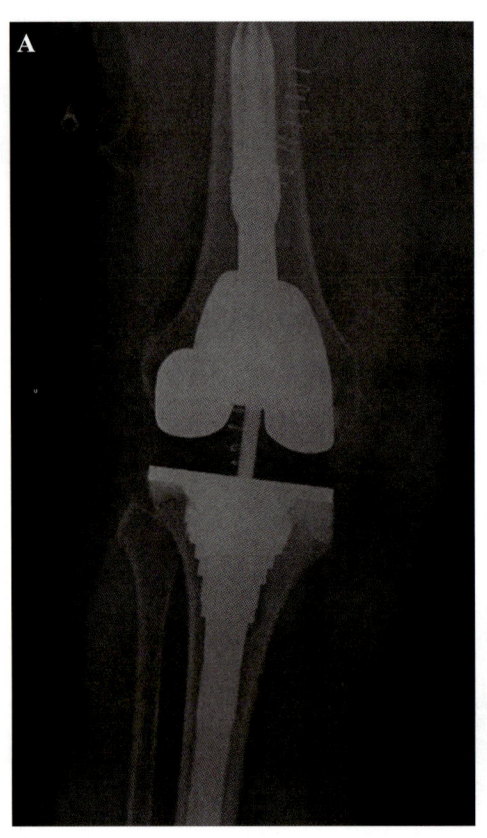

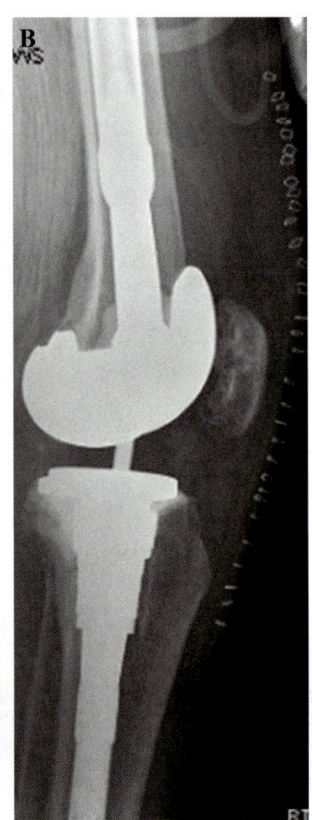

▲ 图 8-1　翻修 TKA X 线图像

正侧位 X 线显示翻修膝关节假体，带有固定至骨干区的延长杆。注意胫骨侧使用袖套填充骨缺损，同时内侧用骨水泥垫高，恢复解剖力线和关节线

（二）需用肿瘤假体重建的假体周围骨折

如果存在明显的骨缺损、松动或粉碎骨折，传统的带柄假体可能不是合适的选择。使用 DFR 是处理此类复杂骨折的有效方法。虽然此类假体过去主要用于肿瘤重建，但在翻修和创伤病例中的应用越来越发广泛。有报道，72 例用肿瘤假体治疗的患者中，22 例是股骨远端假体周围骨折合并假体松动病例。Calori 等认为重建伸膝装置、恢复正确的肢体长度和旋转对线、皮肤覆盖以及假体活动度是需要考虑的主要技术因素[23]。

Mortazavi 对 18 例 DFR 治疗的膝关节股骨远端假体周围骨折平均随访了 59 个月，所有患者疼痛均缓解，且假体稳定以及有适当的活动度。然而并发症发生率也很高，5 例患者由于假体柄周围骨折需要再次手术[6]。

Haidukewych 等报道了 17 例股骨远端骨折内固定失败或骨折不愈合用 TKA 治疗的病例。其中 10 例（59%）采用肿瘤假体。研究结果未按假体类型进行分类。假体的 5 年在位率为 83%，1 例出现影像学松动[24, 25]。

图 8-2A～G 是 1 例使用肿瘤假体的病例影像图。患者是一名 82 岁女性，在

站立位摔倒后发生双侧股骨远端假体周围骨折。患者受伤前无须助行器即可在社区内活动。10 多年前进行初次 TKA。双侧骨折的位置和类型相似。术前影像学检查和术中所见确定了骨折的远端位置和股骨假体已松动，因此决定进行 DFR。术前侧位片（图 8-2A）显示股骨后髁骨折并与假体分离。假体前翼水平同样可见骨折线，最终需要切除粉碎的股骨远端并用 DFR 假体置换，无法用标准的翻修假体进行翻修，双下肢均置换。图 8-2H 和 I 为患者术后 X 线片。术后 2 周随访时，患者可使用轮式助行器行走，仅有轻微不适。

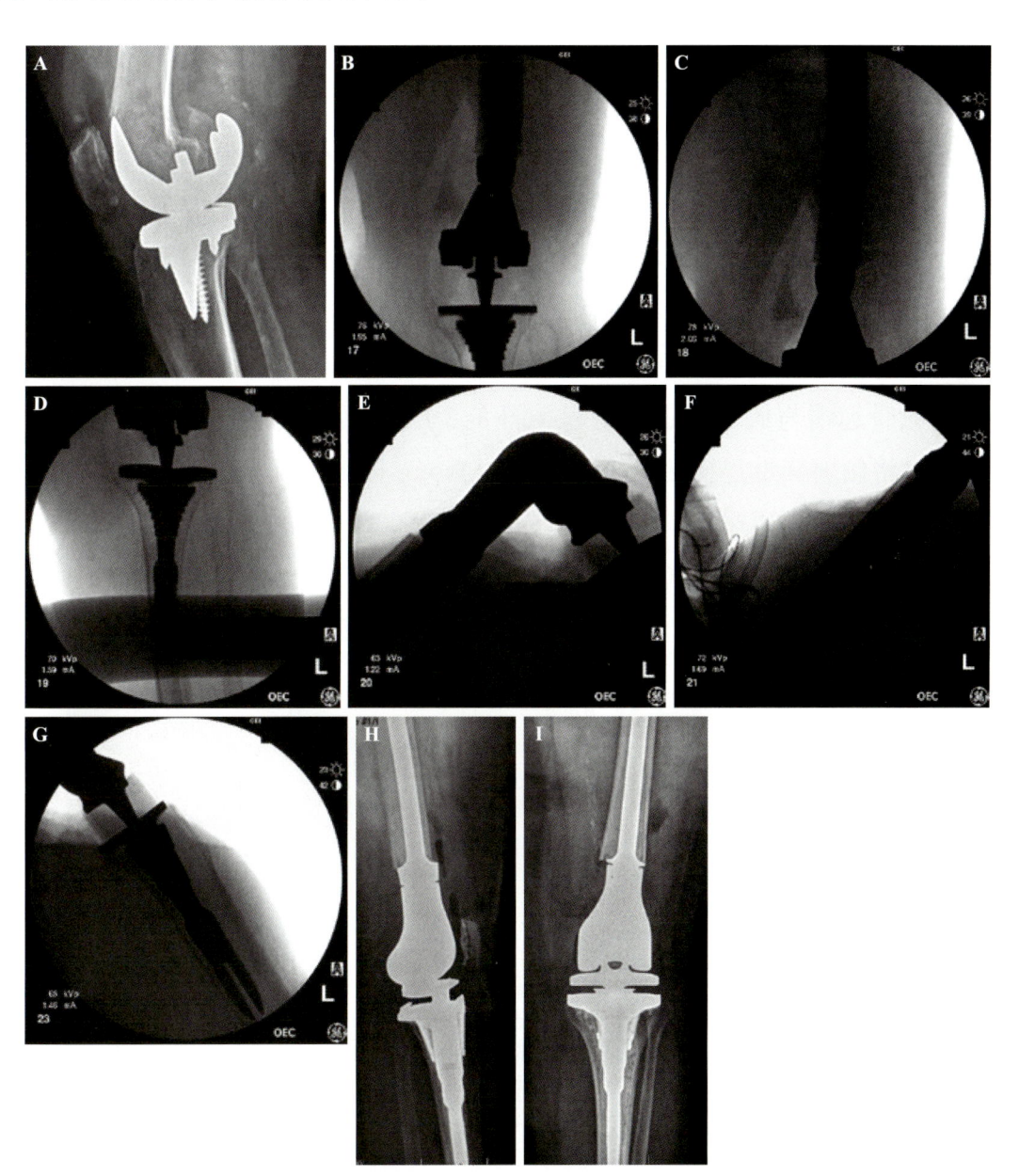

▲ 图 8-2　82 岁女性患者站立位跌倒后双侧股骨远端假体周围骨折影像

A. 术前侧位片，示股骨后髁骨折并与假体分离，提示假体不稳定。假体前翼也可见骨折线，最终需切除粉碎的股骨远端并用 DFR 而非标准翻修假体进行治疗；B～G. 术中透视图，双下肢均进行假体置换；H、I. 术后 X 线图像

（三）结构性移植物的应用

结构性移植可为大的非包容性骨缺损提供支撑[26]。移植物可以是金属垫块、骨水泥、异体皮质骨和APC[26, 27]。这些内植入物可以为假体固定提供稳定的平台。结构性异体骨的优势在于能够保留生物相容性，同时可进行塑形以填充宿主的骨缺损。然而，异体骨可发生断裂，增加手术时间，进而增加感染的概率，同时也可能发生不愈合[27]。文献报道的不愈合发生率为0%～4%，感染发生率为0%～10%[26, 27]。

在一组68例结构性异体骨植骨的膝关节翻修病例研究中，Backstein等发现术后5.4年的假体在位率为85.2%。这些病例中的4.9%因感染需要翻修，11.5%因异体骨植骨并发症需要翻修[26]。

与之类似，Bauman等的研究也显示10年的假体在位率为75.9%。16例失败病例中，半数是移植物失败。其中1例是宿主骨－异体骨不愈合，其他7例则是异体骨吸收，平均失败时间为44.1个月。作者指出，用较小的异体骨植骨更容易因吸收导致松动而失败，而较大的植骨材料则更容易发生不愈合或感染[27]。

APC较少用于股骨远端假体周围骨折的治疗。这种技术是指在另一个手术台上将异体的股骨远端与假体固定在一起（图8-3），然后再将假体柄压配固定在宿主骨内，同时将侧副韧带连接在异体骨上[26]。Wong提出，获得稳定的宿主骨－移植骨接口至关重要，可以采用阶梯截骨或斜行截骨，并将宿主骨包裹在移植骨表面，从而获得接口稳定。在用APC治疗的股骨远端假体周围骨折5例患者中，1例发生无症状的不愈合，另1例则由于关节不稳进行了铰链膝翻修[28]。

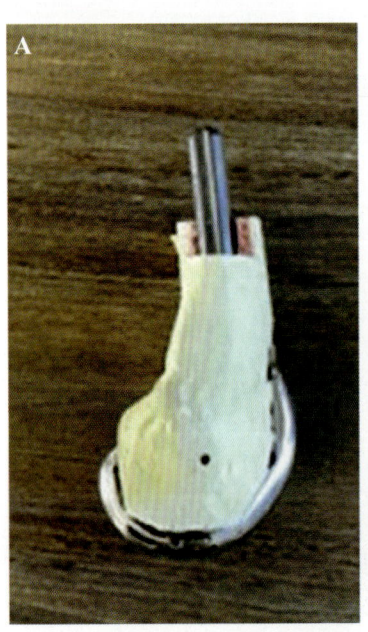

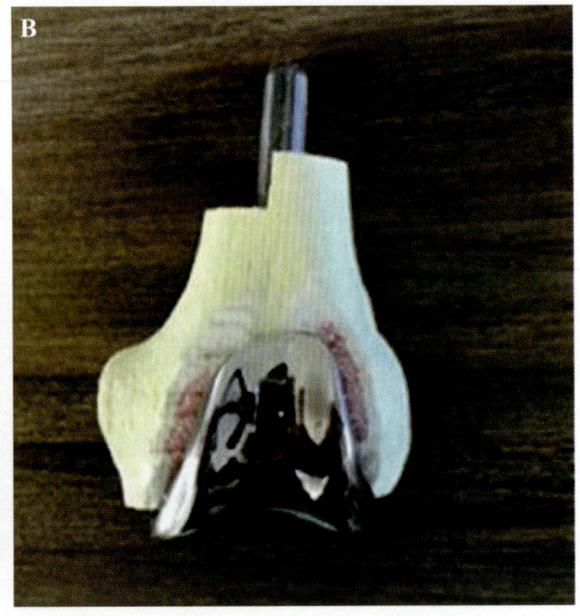

▲ 图8-3 股骨远端异体骨假体复合体的人工骨模型正侧位图

钢板固定联合髓内或髓外结构性植骨是另一种治疗股骨远端假体周围骨折的方法。Virolainen 等对 20 例股骨远端假体周围骨折用髓外植骨治疗的病例进行总结，其中 85% 的患者获得了骨性愈合，2 例发生感染，1 例畸形愈合[29]。Kumar 等的研究中，3 例骨折采用髓内腓骨结构性植骨和钢板固定治疗。所有患者均获得愈合，没有发生术后并发症。合并干骺端粉碎的远端骨折在使用结构性植骨时，能提供四层骨皮质，减少了锁定钢板的使用需求[16]。

四、结论

作者推荐采用股骨远端替代置换这一技术有以下几个原因。第一，该技术为关节提供了力学稳定，不需要依赖韧带与异体骨的愈合。第二，宿主的股骨和移植物之间不存在不愈合风险[28]。第三，使用 APC 会成为重建后的膝关节一个潜在的感染源。Floren 等发现异体植骨后的感染发生率为 6.9%[30]。

虽然股骨远端假体周围骨折仍是骨科医生所面临的挑战，然而术者可以选择多种固定技术进行治疗。一旦处理得当，大多数患者能够重新获得稳定的膝关节，并允许负重。在对股骨远端假体周围骨折选择最为合适的固定方式时，必须考虑到患者因素，包括骨量、骨折位置、假体类型和内科并发症。我们推荐使用 DFR（尤其对于老年患者），因为这是一种方便有效的治疗方法，而且允许立刻负重。

参考文献

[1] DiGioia AM, Rubash HE. Periprosthetic fractures of the femur after total knee arthroplasty: a literature review and treatment algorithm. Clin Orthop Relat Res. 1991;271:135–42.

[2] Walsh G, Ankarath S, Giannoudis PV. Periprosthetic fractures above a total knee arthroplasty— a review of best practice. Curr Orthop. 2006;20(5):376–85.

[3] Saidi K, Ben-Lulu O, Tsuji M, Safir O, Gross AE, Backstein D. Supracondylar periprosthetic fractures of the knee in the elderly patients: a comparison of treatment using allograft-implant composites, standard revision components, distal femoral replacement prosthesis. J Arthroplast. 2014;29(1):110–4.

[4] Rorabeck CH, Taylor JW. Periprosthetic fractures of the femur complicating total knee

arthroplasty. Orthop Clin N Am. 1999;30(2):265–77.

[5] Parvizi J, Jain N, Schmidt AH. Periprosthetic knee fractures. J Orthop Trauma. 2008;22(9): 663–71.

[6] Mortazavi SJ, Kurd MF, Bender B, Post Z, Parvizi J, Purtill JJ. Distal femoral arthroplasty for the treatment of periprosthetic fractures after total knee arthroplasty. J Arthroplast. 2010;25(5): 775–80.

[7] McGraw P, Kumar A. Periprosthetic fractures of the femur after total knee arthroplasty. J Orthop Traumatol. 2010;11(3): 135–41.

[8] Srinivasan K, Macdonald DA, Tzioupis CC, Giannoudis PV. Role of long stem revision knee prosthesis in periprosthetic and complex distal femoral fractures: a review of eight patients. Injury. 2005;36(9):1094–102.

[9] Kassab M, Zalzal P, Azores GM, Pressman A, Liberman B, Gross AE. Management of periprosthetic femoral fractures after total knee arthroplasty using a distal femoral allograft. J Arthroplast. 2004;19(3):361–8.

[10] Johnston AT, Tsiridis E, Eyres KS, Toms AD. Periprosthetic fractures in the distal femur following total knee replacement: a review and guide to management. Knee. 2012;19(3):156–62.

[11] Chen AF, Choi LE, Colman MW, Goodman MA, Crossett LS, Tarkin IS, McGough RL. Primary versus secondary distal femoral arthroplasty for treatment of total knee arthroplasty periprosthetic femur fractures. J Arthroplast. 2013;28(9): 1580–4.

[12] Haidukewych GJ, Jacofsky DJ, Hanssen AD. Treatment of periprosthetic fractures around a total knee arthroplasty. J Knee Surg. 2003;16(2):111–7.

[13] Bezwada HP, Neubauer P, Baker J, Israelite CL, Johanson NA. Periprosthetic supracondylar femur fractures following total knee arthroplasty. J Arthroplast. 2004;19(4):453–8.

[14] Rao B, Kamal T, Vafe J, Moss M. Distal femoral replacement for selective periprosthetic fractures above a total knee arthroplasty. Eur J Trauma Emerg Surg. 2014;40(2):191–9.

[15] Inglis AE, Walker PS. Revision of failed knee replacements using fixed-axis hinges. J Bone Joint Surg Br. 1991;73(5): 757–61.

[16] Kumar A, Chambers I, Maistrelli G, Wong P. Management of periprosthetic fracture above total knee arthroplasty using intramedullary fibular allograft and plate fixation. J Arthroplast. 2008;23 (4):554–8.

[17] Lotke PA, Lonner JH. Knee arthroplasty. 2nd ed. Philadelphia: Lippincott Williams and Wilkins; 2003.

[18] Rorabeck CH, Taylor JW. Classification of periprosthetic fractures complicating total knee arthroplasty. Orthop Clin N Am. 1999;30(2):209–14.

[19] Greidanus NV, Masri BA, Garbuz DS, Wilson SD, McAlinden MG, Xu M, Duncan CP. Use of erythrocyte sedimentation rate and C-reactive protein level to diagnose infection before revision total knee arthroplasty. J Bone Joint Surg Am. 2007;89(7):1409–16.

[20] Cordeiro EN, Costa RC, Carazzato JG, Silva JD. Periprosthetic fractures in patients with total knee arthroplasties. Clin Orthop Relat Res. 1990;252:182–9.

[21] Chen F, Mont MA, Bachner RS. Management of ipsilateral supracondylar femur fractures following total knee arthroplasty. J Arthroplast. 1994;9(5):521–6.

[22] Su ET, DeWal H, Di Cesare PE. Periprosthetic femoral fractures above total knee replacements. J Am Acad Orthop Surg. 2004;12(1):12–20.

[23] Calori GM, Colombo M, Malagoli E, Mazzola S, Bucci M, Mazza E. Megaprosthesis in post-traumatic and periprosthetic large bone defects: issues to consider. Injury. 2014;45:S105–10.

[24] Harrison RJ Jr, Thacker MM, Pitcher JD, Temple HT, Scully SP. Distal femur replacement is useful in complex total knee arthroplasty revisions. Clin Orthop Relat Res. 2006;446:113–20.

[25] Haidukewych GJ, Springer BD, Jacofsky DJ, Berry DJ. Total knee arthroplasty for salvage of failed internal fixation or nonunion of the distal femur. J Arthroplast. 2005;20(3):344–9.

[26] Backstein D, Safir O, Gross A. Management of bone loss: structural grafts in revision total knee arthroplasty. Clin Orthop Relat Res. 2006;446:104–12.

[27] Bauman RD, Lewallen DG, Hanssen AD. Limitations of structural allograft in revision total knee arthroplasty. Clin Orthop Relat Res. 2009;467(3):818–24.

[28] Wong P, Gross AE. The use of structural allografts for treating periprosthetic fractures about the hip and knee. Orthop Clin N Am. 1999;30(2):259–64.

[29] Virolainen P, Mokka J, Seppänen M, Mäkelä K. Up to 10 years follow up of the use of 71 cortical allografts (strut-grafts) for the treatment of periprosthetic fractures. Scand J Surg. 2010;99(4):240–3.

[30] Kappe T, Cakir B, Mattes T, Reichel H, Flören M. Infections after bone allograft surgery: a prospective study by a hospital bone bank using frozen femoral heads from living donors. Cell Tissue Bank. 2010;11(3):253–9.

第9章

Periprosthetic Fractures Around a Total Knee Arthroplasty with a Stable and Loose Tibial Component
胫骨假体松动和稳定的膝关节假体周围骨折

Jeff R. Petrie, Adam A. Sassoon, George J. Haidukewych，著

郝立波，译

对于膝关节终末期骨关节炎，TKA 可有效减轻疼痛、改善功能，因此在美国 TKA 数量快速增长[1]。与此相伴的是并发症也不可避免地增多[1]。TKA 的假体周围骨折不常见，但是由于假体寿命延长，患者更趋活跃以及骨骼矿物质密度降低，该并发症发生率也会增加[2-4]。虽然针对股骨骨折治疗的文献越来越多，但针对胫骨假体周围骨折最佳治疗选择的高质量文献却非常少[5-9]。这类骨折可以是灾难性的，尤其是老年、生理功能受损的患者，这类患者通常更易发生骨折。治疗这类患者的医生需要同时具备骨折治疗和关节置换的经验，我们的目的是为医生提供一些针对胫骨假体周围骨折治疗的方法。

一、发生率和危险因素

TKA 的胫骨假体周围骨折可以发生在术中或术后，是一个破坏性和挑战性的并发症，无论是对医生还是患者。文献报道发生率为 0.4%～1.7%[3, 10-12]。最大型系列

研究来自 Mayo 医院，共总结 17 727 例 TKA，发现翻修手术发生术中骨折是初次置换的 5 倍（分别是 0.36% 和 0.07%），而术后骨折两组病例基本相同（分别是 0.48% 和 0.39%）[12]。同一作者发现术后胫骨骨折发生时间平均为 60 个月，女性是男性的 2 倍[12]。另外，Alden 等发现术中骨折占初次 TKA 的 0.4%，仅 27% 为胫骨骨折，其余均为股骨骨折[13]。该组病例中 3/4 的骨折发生在显露和（或）骨准备以及试模阶段[13]。

已知胫骨假体周围骨折有许多危险因素，可以分为患者相关因素或手术技术导致的局部因素和（或）假体设计因素（表 9-1）。患者的骨质问题包括：骨质疏松/骨量减少，以及骨代谢疾病（骨软化症、Paget 病、成骨不全症、骨质疏松症），会导致假体周围骨折风险增高，不单单是胫骨骨折[10]。另外，因为肺部问题（哮喘、慢性阻塞性肺病）、银屑病性关节炎，尤其是类风湿关节炎这些疾病而长期使用激素的患者，假体周围骨折的风险会增高[10, 14-16]。神经系统疾病患者也会因行走困难和容易跌倒而继发骨折。对膝关节的内固定应予以重视，例如螺钉孔会产生应力集中，同时还要重视严重的术前畸形或挛缩[10, 15, 17]。

不适当的手术技术和假体设计也会增加骨折的风险。Ritter 等报道的一小组病例中，在行胫骨结节截骨后，22% 的患者发生胫骨干骨折，虽然大部分经非手术治疗获得成功[18]。另外，假体对线不良、用暴力进行试模复位、麻醉下强力手法松解以及膝关节不稳也都是初次 TKA 骨折的原因[12, 13, 19-21]。在翻修手术中，骨溶解和骨质差可导致骨折，可发生在取出骨水泥、击打假体或取出固定良好的假体时[12]。

表 9-1　TKA 胫骨假体周围骨折的危险因素

患者因素	手术因素	假体设计因素
骨质疏松	胫骨结节截骨	胫骨龙骨成型
类风湿关节炎	过度用力敲击胫骨假体	带桩或翼的胫骨假体
神经系统疾病	内翻/旋转对线不良	髓内定位
代谢性疾病（如骨软化症）	骨水泥取出	压配型胫骨柄
术前膝关节力线（中立或外翻）	过度牵拉	长的胫骨柄

二、胫骨假体周围骨折的分类和一般处理原则

骨科的分类系统可以让医生准确进行交流，帮助制定不同骨折的诊断和治疗流程。统一分类系统（the unified classification system，UCS），是依据假体周围骨折

的 Vancouver 分型制定的最新且可靠的分类系统，适用于所有假体周围骨折，但是针对胫骨假体周围骨折的应用研究还很少[5, 22]。应用最广的胫骨假体周围骨折的分类系统是 Mayo 分类系统，由 Felix、Stuart 和 Hanssen 制定（图 9-1）[10, 12, 23]。该系统用 3 个特征描述骨折类型：骨折部位与假体的关系、发生时间（术中、术后）和假体稳定性。

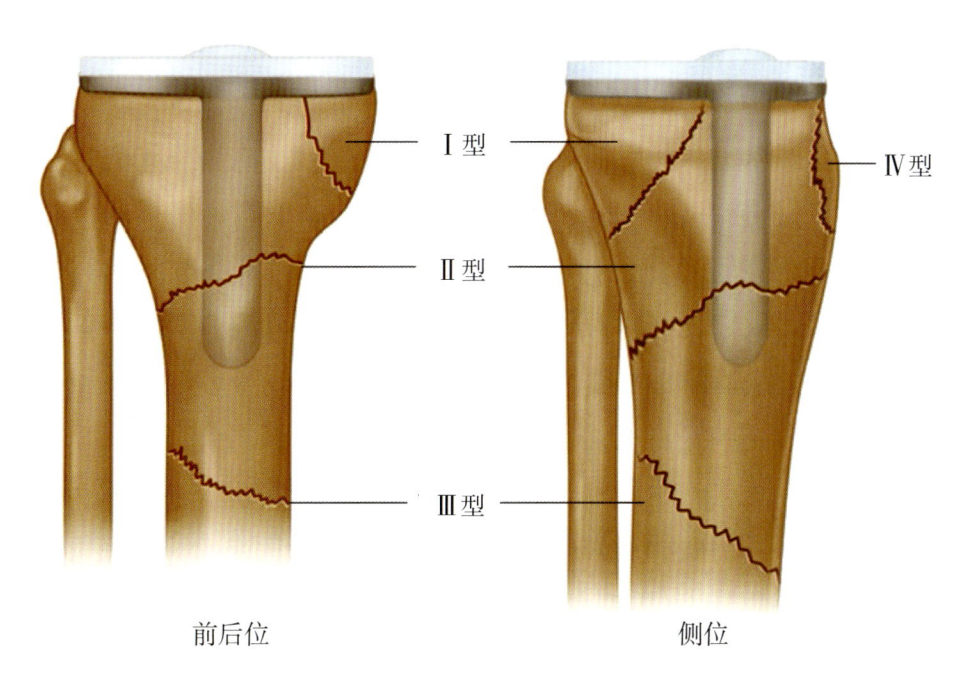

▲ 图 9-1 胫骨假体周围骨折 Mayo 分型中的四部分骨折正位和侧位图（引自 Hanssen 等 [29]，经 Springer 许可使用）

（一）Ⅰ型骨折

首先，根据骨折部位与假体的关系进行分类。Ⅰ型骨折发生在胫骨平台，为分裂或压缩骨折，延伸至骨－假体界面[12]。这是最常见的胫骨假体周围骨折，通常累及内侧平台，与非骨水泥 TKA 假体有关[10, 12]。在 102 例胫骨假体周围骨折中，Felix 等发现 61 例（60%）为Ⅰ型骨折，其中 55 例（90%）为内侧平台受累[12]。另外，大部分Ⅰ型骨折伴有胫骨假体松动，通常是最初的 TKA 手术存在内翻对线不良[12, 20]。Ⅰ A 型骨折的假体固定良好，极为少见[12]。治疗采用非手术治疗，包括保护性负重和减少活动。相反，Ⅰ B 型骨折假体松动，松动是因为假体折断或对线不良进一步发展导致的骨溶解造成的。典型的情况是，一般同时存在腔隙性和节段性骨缺损，需要翻修手术治疗[10, 21, 23]。针对Ⅰ B 型骨折的非手术治疗研究表明最终不可避免地需要翻修治疗[12, 20]。Felix 和合作者对 23 例Ⅰ B 型骨折中的 17 例采用石膏和支具治疗，17 例患者均在 2 年内翻修[12]。同样，15 例 Geometric 假体和

Polycentric 假体的ⅠB型骨折，Rand 和 Coventry 报道所有患者均需翻修[20]。

ⅠC型骨折是指累及胫骨平台的术中骨折，但是直到术后拍片时才被发现。取出固定良好的假体、植入带龙骨（柱/翼）的胫骨假体、用骨刀清除骨水泥以及用力将试模复位均可导致这种骨折。大部分ⅠC型骨折没有移位，可以通过在屈曲过程中采取保护性负重治疗。如果术中发现骨折移位，可以采取解剖复位、螺钉固定，然后植入假体。小的缺损可以用骨水泥或植骨填充，也可以加延长杆跨过骨折部位[12, 23]。

（二）Ⅱ型骨折

Ⅱ型骨折是第二常见的胫骨假体周围骨折类型，发生在胫骨干骺区，邻近假体柄部[12]。ⅡA型骨折通常由创伤导致，很少移位。如果能够保持轴位对线，可以用石膏管型制动和保护性负重治疗[12, 23]。ⅡA型骨折伴有移位时根据骨折特点治疗，但一般选择保留固定良好的假体。可试着闭合复位和石膏固定，如果无效，切开并采用传统固定方法治疗是可靠的。

ⅡB型骨折常伴有广泛的骨溶解，发生于松动的带杆胫骨假体。广泛的骨溶解导致在干骺区存在大的腔隙性和节段性骨缺损，治疗困难[23]。非手术治疗只会推迟不可避免的翻修时间，一般建议采用结构性或颗粒性植骨或用长的胫骨延长杆跨过缺损区进行翻修[10, 12]。

ⅡC型骨折发生在术中，通常是由长的胫骨延长杆造成的，也可由扩髓钻或骨水泥取出器械造成。这类骨折通常移位很小，纵向骨折常常在术后拍片时才被发现[24]。这种情况下，如果皮质断裂范围很小，保护性负重和佩戴铰链式支具，骨折通常能愈合。术中发现ⅡC型骨折需要对骨折进行评估，确定是否需要钢板固定并使用长的胫骨延长杆跨过骨折部位。

（三）Ⅲ型骨折

Felix 等的研究中只有 17% 的胫骨假体周围骨折被归类为Ⅲ型骨折[12]。这些骨折发生在假体以远的胫骨干，大部分的假体固定良好，很少需要翻修[12, 23]。Ⅲ型骨折可由创伤导致，也可继发于肢体对线不良的应力，或者发生于胫骨结节截骨之后[18, 23, 25]。当Ⅲ型骨折的假体松动时，治疗方案应根据患者的具体情况制订。这类骨折极少见，治疗上需要确定是立即翻修并固定骨折，还是分期治疗，先通过石膏制动或切开复位内固定治疗骨折，等骨折愈合后再翻修。

（四）Ⅳ型骨折

Ⅳ型胫骨假体周围骨折累及胫骨结节，很少见[12]。这类骨折会伴有伸膝装置断裂，有时是破坏性的。在 Felix 等的研究中，102 例胫骨假体周围骨折中只有 2 例 Ⅳ 型骨折[12]，均发生于跌倒之后，假体均固定良好。如果伸膝功能正常，骨折移位很少，则选择非手术治疗，采用伸直位制动。对于移位骨折，用螺钉固定或张力带技术可以恢复伸膝功能[26, 27]。

三、作者的治疗方案选择

由于大多数膝关节的假体周围骨折涉及股骨，对这种累及胫骨的困难损伤研究相对很少[3, 10, 12, 20, 21, 23, 28]。过去提出过一些有用的胫骨假体周围骨折治疗方案流程（图 9-2），但是医生在治疗患者时必须个体化，术前全面评估患者，才能获得治疗的成功[29]。尤其重要的是，要根据胫骨假体固定情况、骨折部位和残留骨量决定治疗方案[12, 20]。我们倾向于在可能的情况下保留假体，使用标准的切开复位内固定技术进行治疗，但是松动假体则必须翻修。

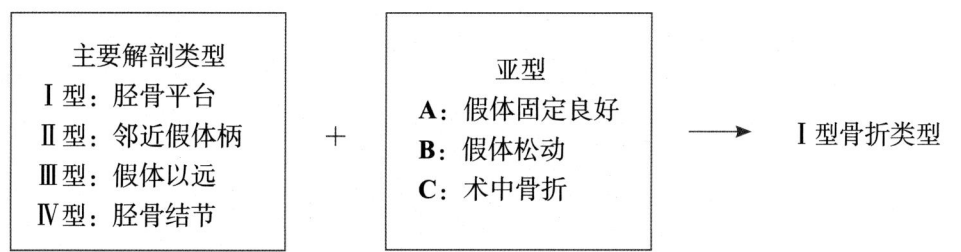

▲ 图 9-2 根据 4 种主要骨折模式之一和 3 种亚型之一相匹配确定特定的骨折类型
（引自 Hanssen 等[29]，经 Springer 许可使用）

（一）假体固定良好

假体固定良好的胫骨假体周围骨折可采用多种锁定钢板技术。典型的如 ⅡA 型骨折累及干骺区，可采用外侧入路，要注意尽量保护好外侧软组织袖套（图 9-3）。现代锁定钢板系统可以获得足够的固定强度，即使宿主骨量很差，我们在这种情况下全部采用该技术。另外，这些骨折通常继发于创伤，CT 可以帮助确定骨折类型和手术方案。

当胫骨假体周围骨折发生于固定良好的胫骨假体远端时（ⅢA 型），用钢板或髓内钉可以获得满意的固定。如果使用钢板，采用经皮内侧入路可以在有限损伤软组织的情况下跨越胫骨（图 9-4）。选择足够长的钢板，通过远端 3～4cm 的切口，贴着胫骨向上滑入。采用间接骨折复位技术，可以跨过干骺端的粉碎骨折。钢板需与胫骨假体的髓内柄重叠，用双皮质或单皮质螺钉固定[30]。

对于ⅢA型骨折，如果假体允许采用髓内钉，我们中心曾用这种技术取得成功（图9-5），虽然就我们所知还没有支持这一方法的资料。采用TKA的原切口，确定胫骨假体的远端，确保不破坏骨水泥壳；多平面透视确定开口点，保证植入髓内钉时不会伤及胫骨结节。随后植入锁定螺钉，获得牢固固定，患者术后即可负重。

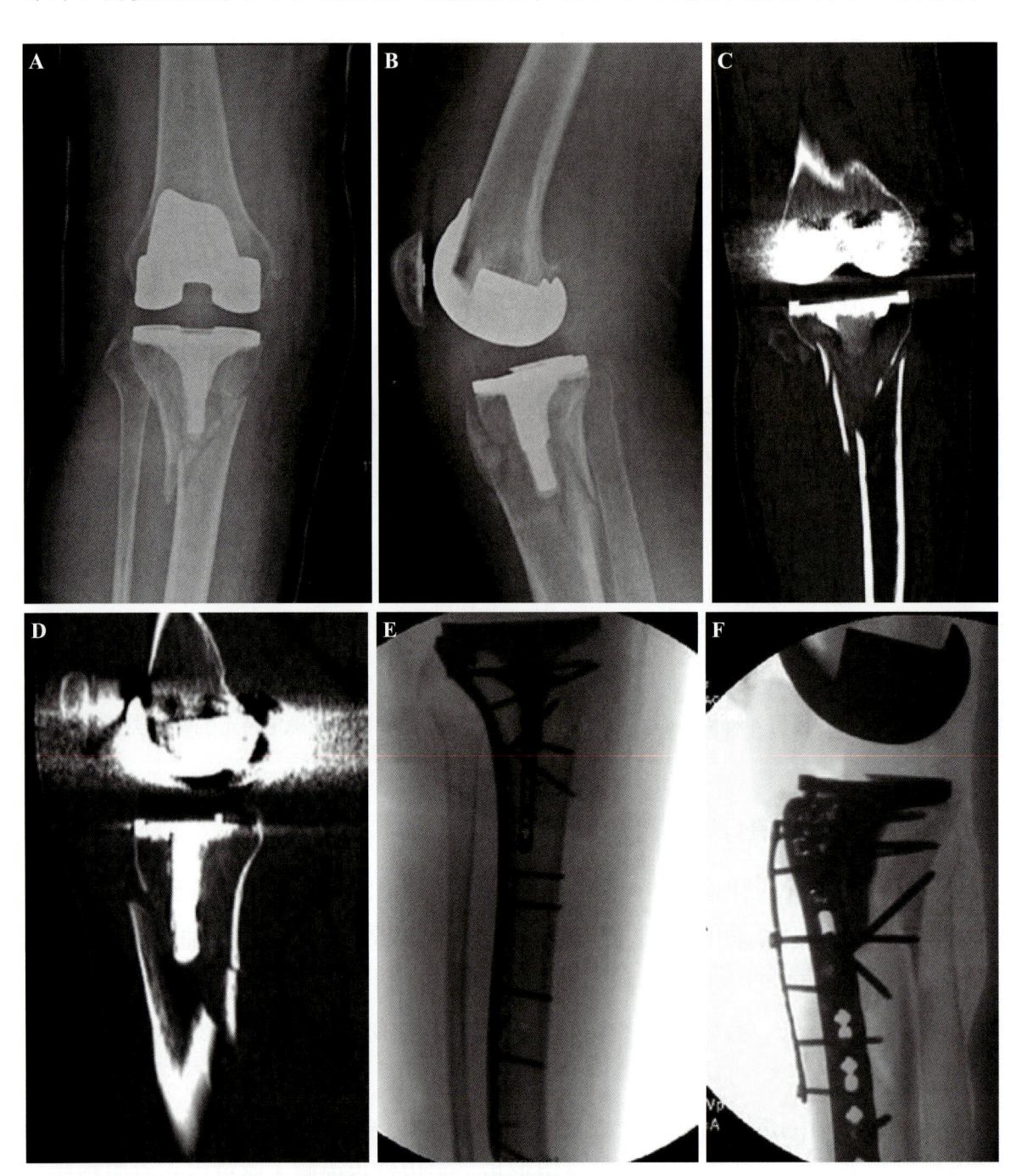

▲ 图9-3 60岁男性患者车祸伤后影像

A、B. ⅡA型胫骨假体周围骨折，伴有胫骨结节无移位骨折；C、D. 术前CT扫描和冠状位、轴位X线片显示胫骨假体固定良好；E、F. 术后正侧位片显示外侧锁定钢板固定，另外用前侧钢板牢固固定胫骨结节

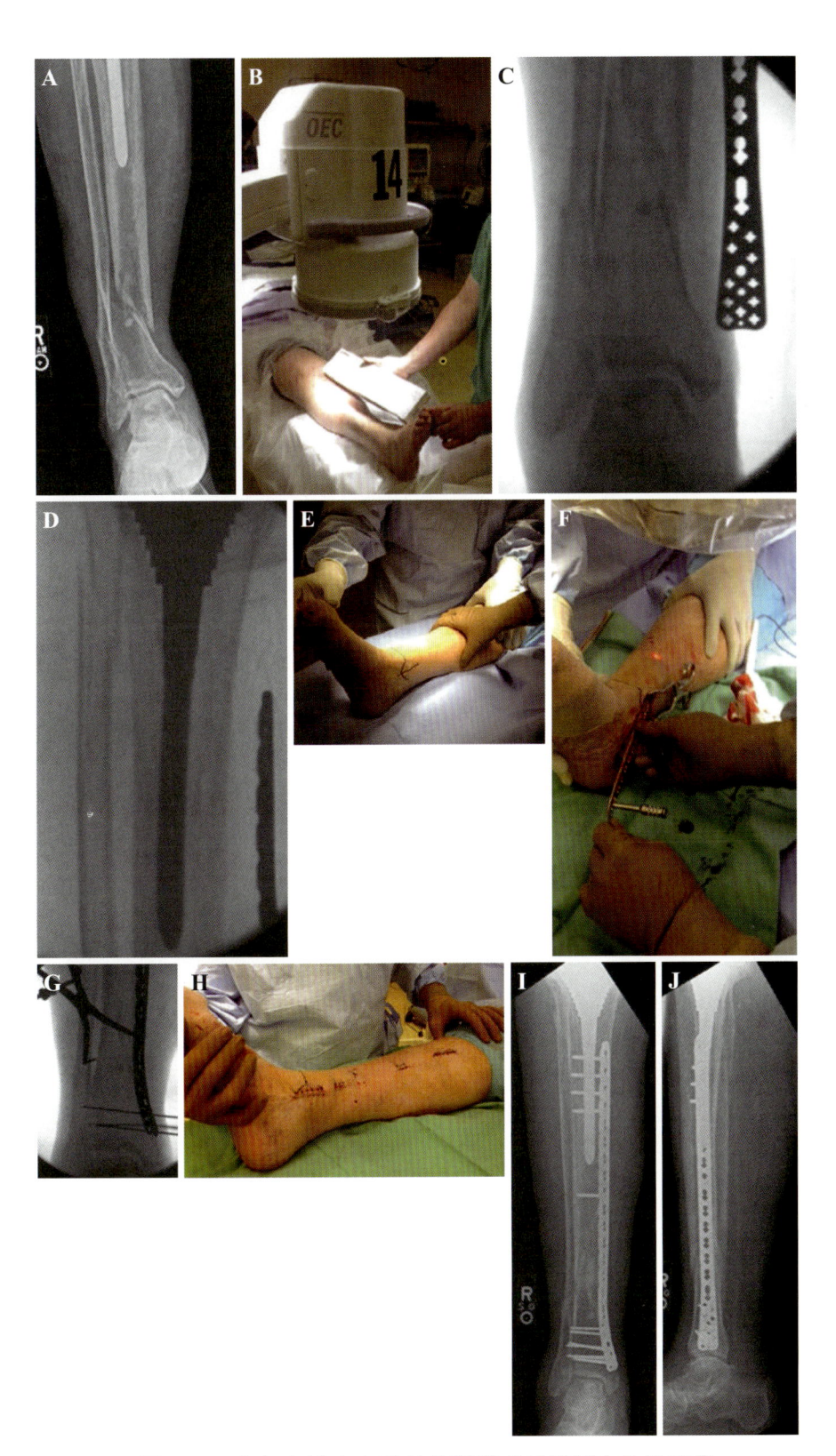

▲ 图 9-4 老年女性患者膝关节翻修术后摔倒在地的影像

A. ⅢA 型胫骨假体周围骨折；B~D. 选择经皮锁定固定，在消毒铺单前，透视检查确保选好的钢板和胫骨假体能有足够的重叠长度；E. 手术采用内侧切口；F. 经肌肉下方将钢板穿至胫骨内侧表面上；G. 临时固定钢板；H. 经皮固定可采用间接复位技术并保留软组织袖套；I、J. 术后正位和侧位 X 线片显示钢板跨过干骺端骨折压缩区，多枚锁定螺钉穿过胫骨假体柄前方获得固定

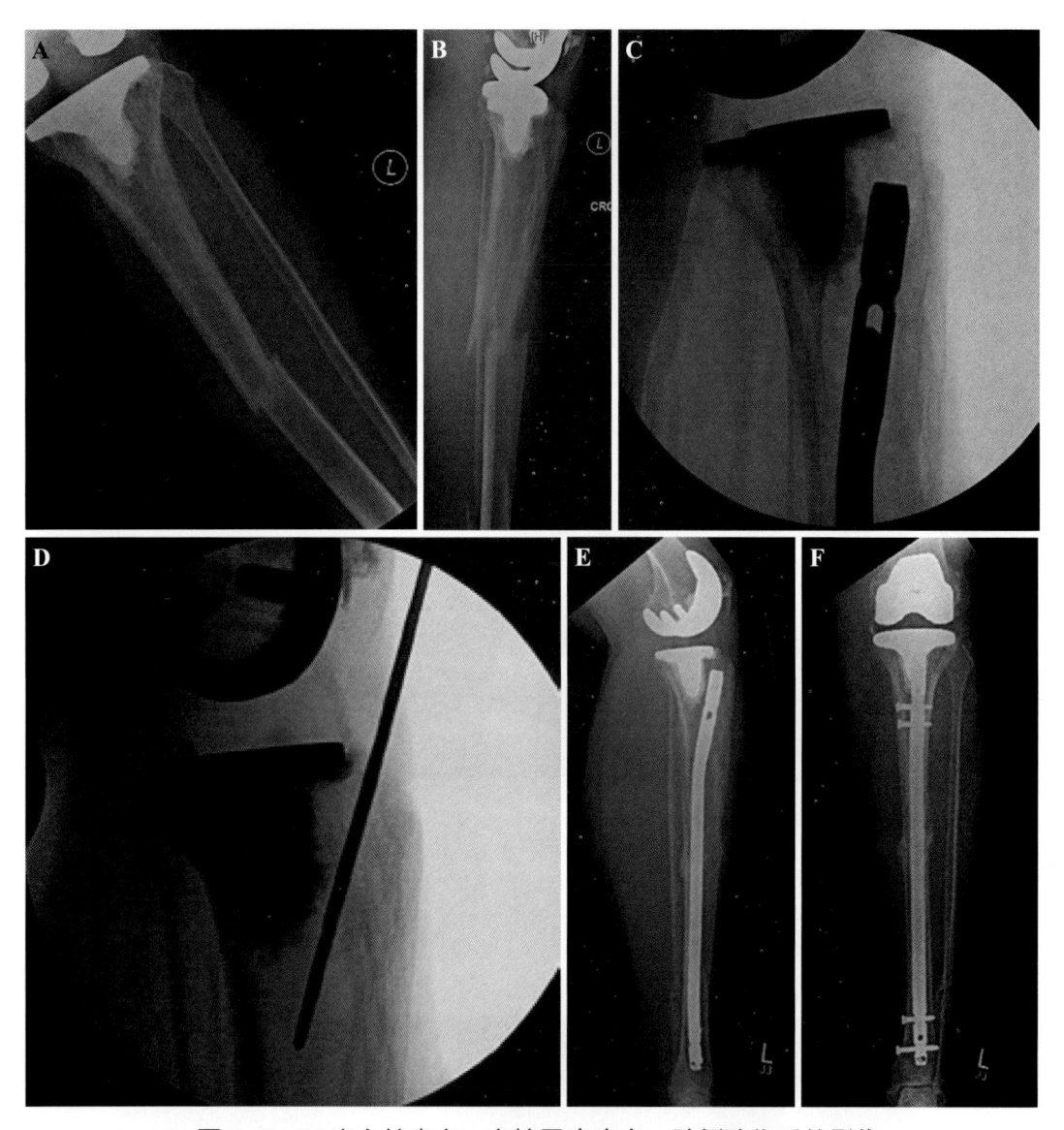

▲ 图 9-5 76 岁女性患者，有糖尿病病史，跌倒致伤后的影像

A、B. 正位和侧位 X 线片显示Ⅲ A 型胫骨假体周围骨折。C. 为尽可能减小手术创伤，手术选择髓内钉固定，仔细确定入针点；D. 小心穿入髓内钉避免伤及伸膝装置。E、F. 术后允许患者完全负重，术后 8 周随访显示骨折愈合

（二）假体松动

如果假体已松动或单纯固定骨折不能恢复正常力线，则必须翻修。医生应预见到可能需要同时翻修股骨侧，最好准备上垫块、袖套、多孔金属 Cones 和（或）铰链假体。处理这类病例有时非常困难，医生应同时具备复杂膝关节重建和骨折治疗的经验，以便患者获得可接受的结果。膝关节翻修的原则如下。

1. 胫骨平台固定牢固。

2. 恢复正常力线。

3. 避免胫骨平台悬出。

4. 用延长杆跨过骨缺损。

5. 用垫块、Cones 和袖套处理骨缺损。

ⅠB 型骨折是最常见的，累及胫骨平台内侧，通常是由内翻对线不良和假体松动造成的。多数明确的骨缺损可以采用膝关节翻修系统中的胫骨延长杆和垫块来处理（图 9-6）。但是，严重的胫骨近端破坏需要结合使用组配式垫块、骨水泥、植骨或定制肿瘤假体进行重建（图 9-7）。

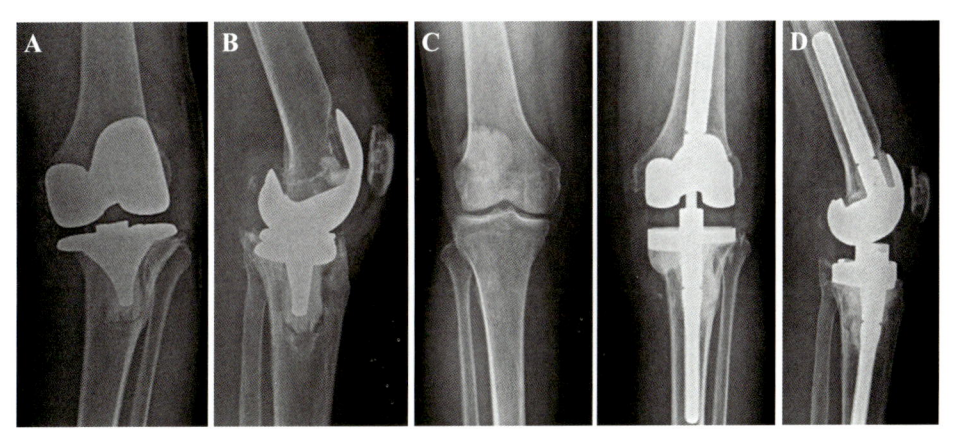

▲ 图 9-6　64 岁男性患者，4 年前行初次膝关节置换，最近 6 个月出现膝关节进展性疼痛和小腿向前呈"弓形"弯曲变形

A、B. 术前正位和侧位 X 线片显示胫骨平台前内侧巨大骨缺损。C、D. 翻修术后 X 线片显示缺损用内侧胫骨加强块填充，并用胫骨延长杆跨过缺损区

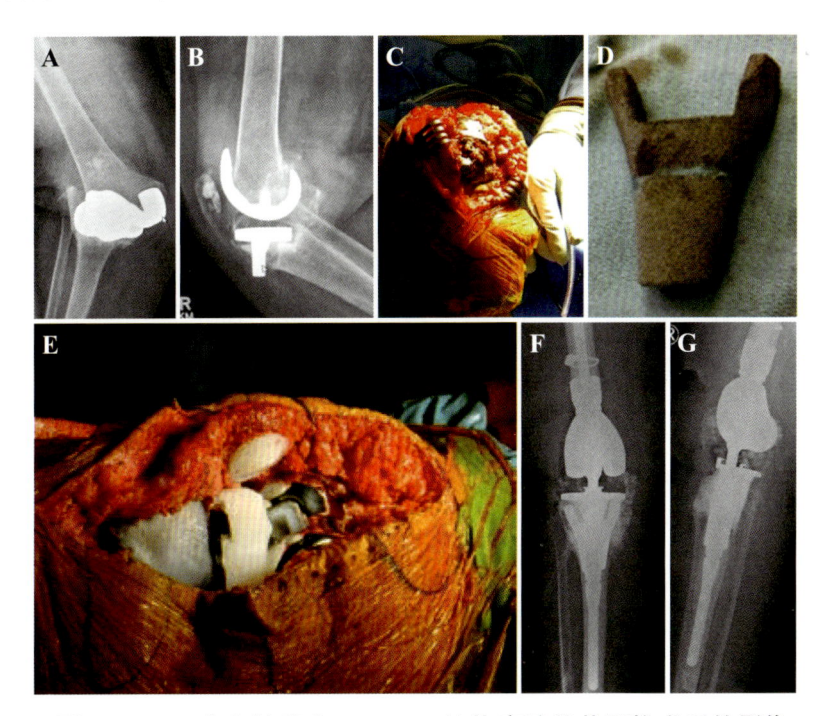

▲ 图 9-7　65 岁女性患者 Charcot 关节病膝关节置换术后的影像

A、B. 正位和侧位 X 线片显示合并有慢性脱位的灾难性关节置换术后失败，同时伴有ⅠB 型胫骨假体周围骨折；C. 术中像显示骨质丢失严重；D. 植入假体前需要用干骺端骨小梁金属 Cone 重建骨缺损；E. 手术完成后的术中像；F、G. 术后正侧位 X 线片显示采用带长的胫骨柄的铰链膝重建关节，骨水泥固定

四、总结

胫骨假体周围骨折虽然少见，但是有可能成为患者和医生的大麻烦。治疗这类骨折的医生应该同时掌握骨折固定技术和关节翻修技术，而且需要准备替代治疗方案，以应对术中常常可能遇到的严重骨量丢失和骨缺损。确定假体是松动还是固定良好是确定治疗方案的前提：手术是固定还是翻修。无论是使用钢板、髓内钉还是翻修技术，最终目的都是尽可能使患者关节功能恢复到骨折前的状态。

参考文献

[1] Weinstein AM, Rome BN, Reichmann WM, Collins JE, Burbine SA, Thornhill TS, et al. Estimating the burden of total knee replacement in the United States. J Bone Joint Surg Am. 2013;95(5):385–92.

[2] Rorabeck CH, Taylor JW. Periprosthetic fractures of the femur complicating total knee arthroplasty. Orthop Clin North Am. 1999;30(2):265-77.

[3] Dennis DA. Periprosthetic fractures following total knee arthroplasty. Instr Course Lect. 2001;50:379–89.

[4] Berry DJ. Epidemiology: hip and knee. Orthop Clin North Am. 1999;30(2):183–90.

[5] Konan S, Sandiford N, Unno F, Masri BS, Garbuz DS, Duncan CP. Periprosthetic fractures associated with total knee arthroplasty: an update. Bone Joint J. 2016;98-B(11):1489–96.

[6] Ritter MA, Thong AE, Keating EM, Faris PM, Meding JB, Berend ME, et al. The effect of femoral notching during total knee arthroplasty on the prevalence of postoperative femoral fractures and on clinical outcome. J Bone Joint Surg. 2005;87(11):2411–4.

[7] Johnston AT, Tsiridis E, Eyres KS, Toms AD. Periprosthetic fractures in the distal femur following total knee replacement: a review and guide to management. Knee. 2012;19(3):156–62.

[8] Gliatis J, Megas P, Panagiotopoulos E, Lambiris E. Midterm results of treatment with a retrograde nail for supracondylar periprosthetic fractures of the femur following total knee arthroplasty. J Orthop Trauma. 2005;19(3):164–70.

[9] Chen F, Mont MA, Bachner RS. Management of ipsilateral supracondylar femur fractures following total knee arthroplasty. J Arthroplast. 1994;9(5):521–6.

[10] Burnett RS, Bourne RB. Periprosthetic fractures of the tibia and patella in total knee arthroplasty. Instr Course Lect. 2004;53:217–35.

[11] Chmell M, Moran M, Scott R. Periarticular fractures after total knee arthroplasty: principles of management. J Am Acad Orthop Surg. 1996;4(2):109–16.

[12] Felix NA, Stuart MJ, Hanssen AD. Periprosthetic fractures of the tibia associated with total knee arthroplasty. Clin Orthop Relat Res. 1997;345:113–24.

[13] Alden KJ, Duncan WH, Trousdale RT, Pagnano MW, Haidukewych GJ. Intraoperative fracture during primary total knee arthroplasty. Clin Orthop Relat Res. 2010;468(1):90–5.

[14] Poss R, Ewald FC, Thomas WH, Sledge CB. Complications of total hip-replacement arthorplasty in patients with rheumatoid arthritis. J Bone Joint Surg. 1976;58(8):1130–3.

[15] Cain PR, Rubash HE, Wissinger HA, McClain EJ. Periprosthetic femoral fractures following total knee arthroplasty. Clin Orthop Relat Res. 1986;208:205–14.

[16] Engh GA, Ammeen DJ. Periprosthetic fractures adjacent to total knee implants: treatment and clinical results. Instr Course Lect. 1998;47:437–48.

[17] Cordeiro EN, Costa RC, Carazzato JG, Silva JDS. Periprosthetic fractures in patients with total knee arthroplasties. Clin Orthop Relat Res. 1990;252:182–9.

[18] Ritter MA, Carr K, Keating EM, Faris PM, Meding JB. Tibial shaft fracture following tibial tubercle osteotomy. J Arthroplast. 1996;11(1):117–9.

[19] Lotke PA, Ecker ML. Influence of positioning of prosthesis in total knee replacement. J Bone Joint Surg. 1977;59(1): 77–9.

[20] Rand JA, Coventry MB. Stress fractures after total knee arthroplasty. J Bone Joint Surg. 1980;62(2):226–33.

[21] Stuart MJ, Hanssen AD. Total knee arthroplasty: periprosthetic tibial fractures. Orthop Clin North Am. 1999;30(2): 279–86.

[22] Van der Merwe JM, Haddad FS, Duncan CP. Field testing the unified classification system for periprosthetic fractures of the femur, tibia and patella in association with knee replacement: an international collaboration. Bone Joint J. 2014;96-B(12):1669–73.

[23] Hanssen AD, Stuart MJ. Treatment of periprosthetic tibial fractures. Clin Orthop Relat Res. 2000;380:91–8.

[24] Engh GA, Ammeen DJ. Periprosthetic osteolysis with total knee arthroplasty. Instr Course Lect. 2001;50:391–8.

[25] Whiteside LA. Exposure in difficult total knee arthroplasty using tibial tubercle osteotomy. Clin

Orthop Relat Res. 1995;321:32–5.

[26] Nazarian DG, Booth RE. Extensor mechanism allografts in total knee arthroplasty. Clin Orthop Relat Res. 1999;367: 123–9.

[27] Leopold SS, Greidanus N, Paprosky WG, Berger RA, Rosenberg AG. High rate of failure of allograft reconstruction of the extensor mechanism after total knee arthroplasty. J Bone Joint Surg. 1999;81(11):1574–9.

[28] Kim K-I, Egol KA, Hozack WJ, Parvizi J. Periprosthetic fractures after total knee arthroplasties. Clin Orthop Relat Res. 2006;446:167–75.

[29] Hanssen AD, Stuart MJ, Felix NA. Classification of periprosthetic tibial fractures. In: Surgical techniques in total knee arthroplasty. New York: Springer-Verlag; 2002. p. 576–83.

[30] Haidukewych GJ, Jacofsky DJ, Hanssen AD. Treatment of periprosthetic fractures around a total knee arthroplasty. J Knee Surg. 2003;16(2):111–7.